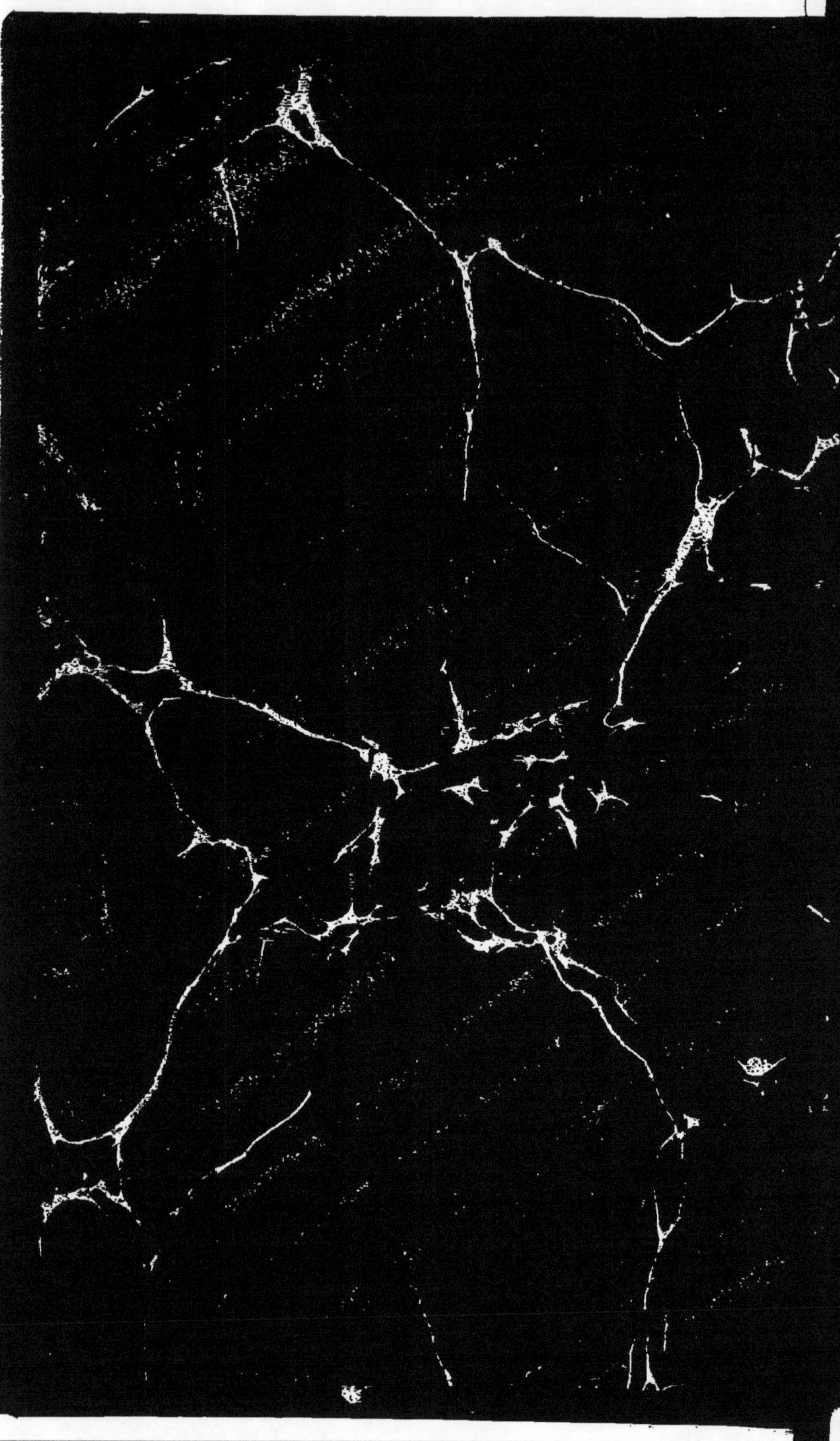

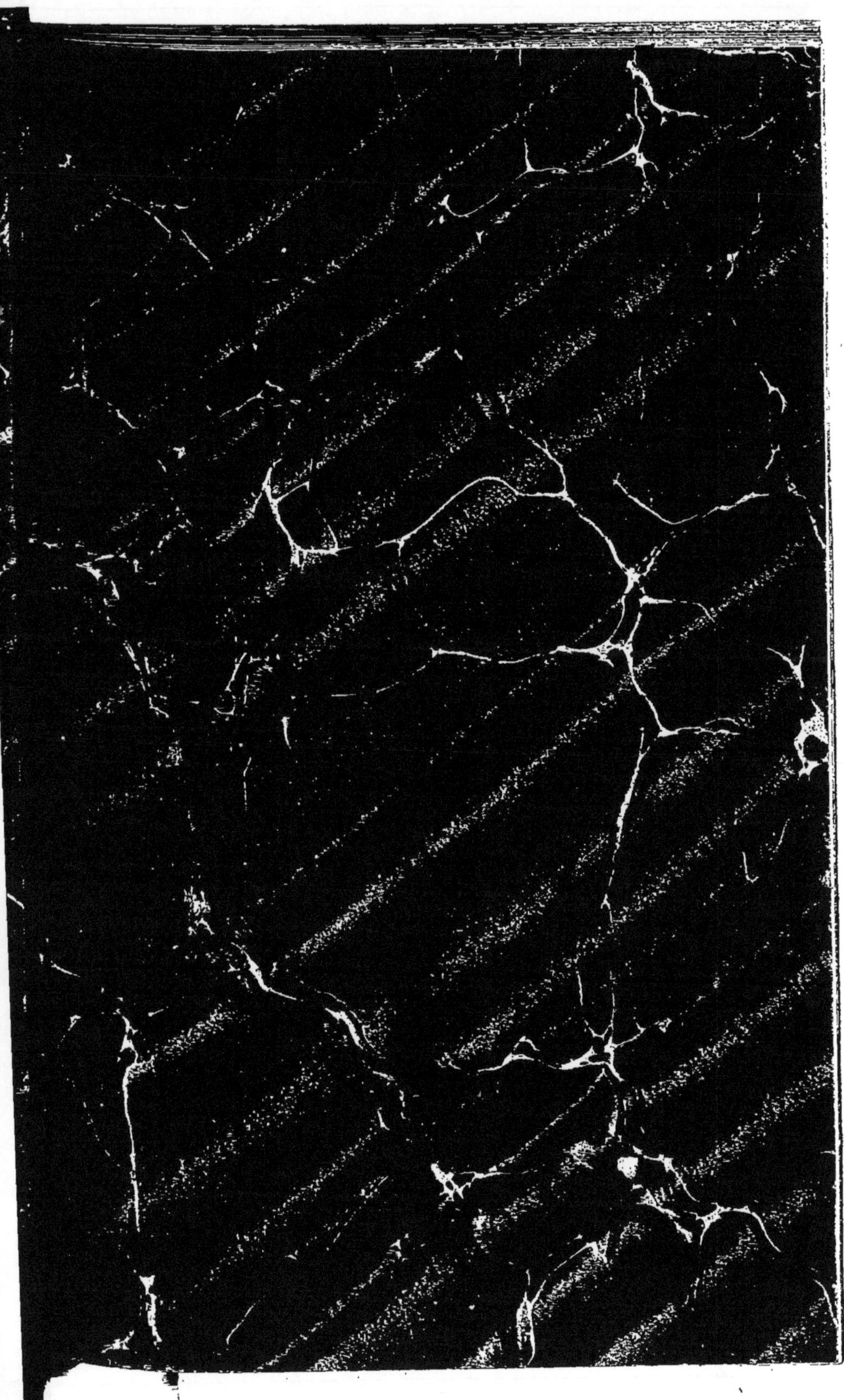

TRAITÉ D'HYGIÈNE.

Ouvrages qui se trouvent à la même librairie.

IMPRIMERIE DE MADAME PORTHMANN,
Rue du Hasard-Richelieu, 8.

TRAITÉ

D'HYGIÈNE

OU

RÈGLES POUR LA CONSERVATION DE LA SANTÉ;

Comprenant l'Hygiène générale, l'Hygiène des enfants, et les moyens de prévenir les Épidémies.

A L'USAGE DES INSTITUTIONS, ÉCOLES PRIMAIRES, SALLES D'ASILE, ETC.

PAR LE Dr MONNERET,

Professeur d'Hygiène de l'Association Polytechnique.

La vie ne consiste pas dans l'existence, mais dans la santé.

(MARTIAL.)

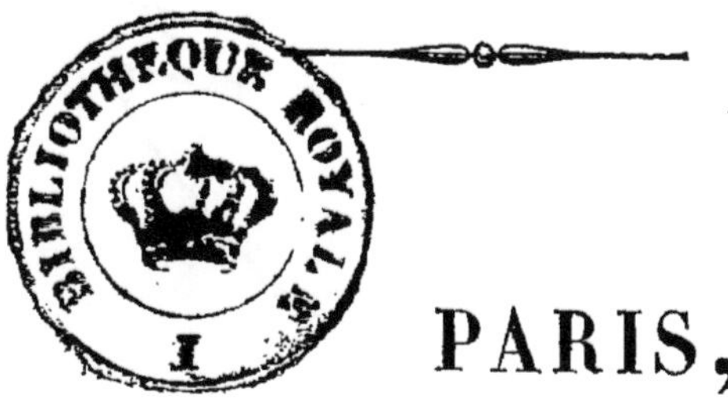

PARIS,

LIBRAIRIE ECCLÉSIASTIQUE, CLASSIQUE, ÉLÉMENTAIRE,

DE H. DELLOYE,

Rue des Filles-Saint-Thomas, 13, place de la Bourse.

1837

TRAITÉ D'HYGIÈNE.

BUT, UTILITÉ, DÉFINITION DE L'HYGIÈNE.

Découvrir les moyens de prolonger la vie et les plaisirs trop fugitifs qu'elle procure, tel a été dans tous les temps le sujet favori des méditations de l'homme. L'histoire nous le montre occupé sans cesse à rechercher cette immortalité matérielle, l'objet de tous ses vœux et la source intarissable de ses rêveries. Il a porté son investigation dans toutes les sciences, dans l'espoir d'y trouver le secret de la vie et des arcanes propres à en reculer indéfiniment le dernier terme; et cependant quand on se demande quels ont été les résultats de ces pénibles travaux, on voit qu'ils n'ont servi qu'à enfanter des productions monstrueuses telles que l'alchimie, l'astrologie, la cabale, créées par des visionnaires ou des charlatans adroits, qui se vantaient de posséder la pierre philosophale, et l'art de prolonger l'existence. La perte de leur fortune et de leur santé ne pouvait détruire l'illusion, ni ralentir le zèle de ces hommes insensés qui s'adonnaient à l'étude des sciences occultes. La fable, qui représente Médée rendant les forces de la jeunesse au vieux père de Jason, leur semblait peut-être une allégorie qui leur promettait la découverte d'une panacée capable d'opérer cette merveilleuse métamorphose.

Il est une science fondée sur l'observation directe des phénomènes naturels, et qui constitue une des parties les plus importantes de l'art de guérir, cette science est l'hygiène, dont le pouvoir ne va pas sans doute jusqu'à faire vivre l'homme en delà du terme qui lui est assigné par la nature, mais qui peut du moins, en le préservant d'un grand nombre de maladies, donner à son corps la force et la santé. Tel doit être le but de ses désirs, car ce qui lui importe n'est pas tant de vivre de longues années que de vivre exempt des maux qui rendent l'existence pénible; la santé seule doit servir à mesurer la durée de notre vie, et non pas le nombre des jours durant lesquels nos yeux restent ouverts à la lumière. L'hygiène n'est pas, comme on le répète souvent, l'art de conserver la santé, car il n'existe pas de science humaine qui puisse afficher des prétentions aussi hautes. Une science qui pourrait nous mettre à coup sûr à l'abri des attaques du mal, ne serait autre chose qu'un art de prolonger la vie; art que nous avons dit n'avoir jamais existé.

Il faut, pour avoir de l'hygiène une idée précise, l'envisager comme *une science qui nous apprend à observer et à connaître les effets qui résultent de l'action des agents naturels sur le corps de l'homme et à leur conserver cette action normale, qui est nécessaire à l'accomplissement régulier de toutes les fonctions et à la conservation de la santé.* Quelques exemples feront mieux ressortir les différentes parties de cette définition.

L'homme est environné de corps solides, liquides ou gazeux et de fluides impondérables; l'air atmosphérique, la lumière, le calorique, la vapeur d'eau, constituent par leur ensemble ce que l'on désigne sous le nom de corps de la nature. D'autres ont été créés par la main de l'homme, et sont les produits de la civilisation, comme les vêtements, les habitations, les cosmétiques, etc. Tous ces corps ou agents, en raison même de l'impression spéciale qu'ils déterminent sur les organes, peuvent être considérés comme les excitateurs de la vie. L'air s'introduit dans le poumon pour la respiration, la lumière dans l'œil pour la vision; les aliments, les boissons ne sont aussi que des agents destinés à nourrir et à réparer les tissus: le calorique vivifie l'économie entière. Il n'est aucun de ces corps qui ne prenne une grande part dans la production du phénomène complexe que l'on appelle la vie. Si leur mode d'action était toujours uniforme, et si l'homme, surtout pour satisfaire ses passions, ne venait pas à chaque instant troubler l'ordre naturel des choses, s'il cessait enfin de faire obéir les éléments à sa volonté, l'étude de l'hygiène serait moins nécessaire, car le juste équilibre qui existerait alors entre les influences extérieures et les fonctions empêcherait la maladie de naître, et l'homme pourrait atteindre à un âge avancé. Mais cette action régulière de tous les rouages de la machine vivante est dérangée sans cesse par les imprudences continuelles qu'il commet, ou par l'ignorance où il est des préceptes qui doivent diriger sa santé. L'hygiène a précisément pour but de les lui enseigner.

Un homme habite une maison basse, humide, mal aérée, soustraite à l'influence des rayons solaires, son visage ne tarde pas à pâlir, ses digestions s'altèrent, ses forces languissent; ne pouvant soupçonner l'origine du mal qui l'accable, il ne peut s'y soustraire, et finit par succomber. Supposez au contraire qu'il soit initié à l'étude de l'hygiène, bientôt il aura découvert la cause des accidents qu'il éprouve, et saura les faire cesser, soit en abandonnant son habitation insalubre, soit en l'assainissant par les moyens que l'hygiène met en son pouvoir.

Un autre avantage que présente cette science, c'est d'habituer l'homme à l'observation des phénomènes qui se passent en lui et autour de lui. Son premier devoir est d'apprendre à se connaître. Où pourrait-il puiser des connaissances plus importantes que dans l'étude d'une science dont le but spécial est de l'instruire des rapports qui l'enchaînent à la nature entière. S'il parvient à les saisir, et s'il se conforme aux lois qui en découlent, il reçoit pour prix de son zèle la santé. La dépendance où le tiennent les agents naturels, que Rousseau appelle la dépendance des choses, est un pouvoir despotique sous le joug duquel tout doit plier; lorsque l'homme veut s'y soustraire, il ne tarde pas à en être puni ; la maladie est le châtiment de sa désobéissance. Savoir étudier l'action des agents sur les organes, y porter remède lorsqu'il en résulte quelque dérangement dans la santé, voilà en quoi consiste l'hygiène, qui repose uniquement sur l'observation.

Enfin une autre mission plus difficile et non moins importante est confiée à cette science; elle doit nous apprendre à diriger le développement des facultés de l'intelligence. L'enfant vient de naître, c'est alors qu'il faut auprès de lui un homme attentif, qui sache en même temps soustraire ses organes délicats aux influences fâcheuses dont il ressent si facilement les effets, et gouverner habilement les bons et les mauvais penchants qui se développent à cet âge. Rousseau est un de ceux qui ont le mieux saisi ce point de vue philosophique de l'hygiène.

IDÉES GÉNÉRALES QU'IL FAUT PRENDRE DES RAPPORTS ÉTABLIS ENTRE L'HOMME ET LA NATURE ENTIÈRE.

L'homme a beau vanter sa toute-puissance et croire qu'il commande en maître absolu aux éléments, il suffit, pour montrer combien sont vaines ses prétentions orgueilleuses, de considérer quel est le sort qui l'attend lorsqu'il vient à être privé d'un seul des corps qui l'environnent. Que l'air par exemple cesse d'être fourni à ses poumons, la mort qui survient rapidement prouve combien son existence est subordonnée aux agents naturels. Il est donc nécessaire de se former une juste idée de la dépendance où nous tient la nature.

Quand on considère sous ce point de vue les

objets qui nous entourent, on voit que les uns sont situés en dehors du corps sur lequel ils agissent. Aussi est-ce plus particulièrement la peau et les sens, qui ne sont que des parties perfectionnées de cette peau, qui en reçoivent l'action. Ces agents sont l'air atmosphérique, la lumière, la chaleur, l'électricité, la vapeur d'eau, les bains, les vêtements, les cosmétiques, (substances que l'on applique sur la peau, destinées à la toilette et à la propreté). Ils sont ou naturels ou les produits de l'art, et ont reçu le nom *d'agents*, ce qui veut dire choses qui agissent sur le corps. Leur ensemble et leur réunion constitue ce qu'on appelle le *monde extérieur*, le *milieu ambiant*. Parmi ces agents naturels, il en est qui n'agissent pas seulement sur la surface de la peau, mais qui pénètrent dans la profondeur des organes. L'air par exemple s'introduit dans le poumon et dans tous les liquides ; le calorique, l'électricité, la vapeur d'eau pénètrent aussi tous les tissus. Toutefois l'action première de ces agents est ressentie d'abord par la surface cutanée; c'est également par elle que sont perçues les qualités des corps. Les sens et les pinceaux nerveux qui s'étalent sur la peau effectuent les sensations d'odeur, de saveur, de couleur, de son, de tact

Aucune de ces sensations n'existerait si les corps extérieurs ne faisaient impression sur la peau.

D'autres agents, situés encore à l'extérieur du corps, sont destinés à être introduits dans l'estomac, et l'intestin ou cavité digestive, qui n'est qu'une continuation de la peau, mais amincie de manière à pouvoir absorber; ces agents sont les substances alimentaires, les assaisonnements, les boissons.

Envisagés sous le rapport de leur mode d'action, les agents naturels peuvent être rangés dans les quatre classes suivantes : 1° agents qui font impression sur la peau (air, chaleur, humidité, lumière, électricité, vêtements cosmétiques, bains); 2° sur le poumon (air, chaleur, humidité, électricité); 3° sur l'estomac et les intestins (aliments, boissons); 4° sur le sens et le système nerveux, et par conséquent sur la peau (tous les corps et fluides des trois premières classes).

La peau est le point de départ de toutes les sensations; c'est sur elle que sont disposés les organes des cinq sens comme l'œil, le nez, l'oreille, la langue, qui ne sont que des parties de l'enveloppe cutanée, plus riches en filets nerveux et appropriées aux fonctions qu'elles doivent remplir. On peut dire que tous les corps, tous les agents, quelle que soit leur nature, doivent, pour déterminer un effet, s'appliquer 1° sur la peau, 2° le poumon, 3° l'intestin. Tel est véritablement le trépied de la vie, autour duquel se groupent tous les modificateurs qui font le sujet de l'hygiène. L'air nous fait respirer, les aliments nous nourrissent, les corps avec leurs qualités physiques, chimiques ou mécaniques produisent une sensation. Leur action peut s'exercer sur un seul organe, ou sur tous d'une manière successive ou simultanée; la chaleur est un modificateur dont l'influence est générale; le fluide lumineux au contraire agit spécialement sur l'œil. Nous devons prévenir toutefois que la plupart, sinon tous les agents que nous avons nommés, après avoir agi localement, étendent leur action à toutes les parties du corps.

Il est une autre série d'influences qui ne viennent plus du monde extérieur, mais qui dépendent du corps de l'homme et résultent du jeu de ses organes. Une fois que l'action imprimée par les agents naturels aux différents rouages de l'économie les a mis en mouvement, il faut que l'impulsion qui leur est donnée se conserve toujours régulière pour qu'ils fonctionnent avec précision, car lorsqu'elle devient trop faible, il en résulte des troubles dans la santé. Il ne suffit donc pas de connaître le mode d'action des agents extérieurs, il faut encore savoir diriger l'influence réciproque que les organes exercent les uns sur les autres, l'activité ou la faiblesse de l'un deux pouvant déranger le jeu des autres. L'estomac, par exemple, ne peut pas être excité par l'usage des vins, des liqueurs alcooliques, des viandes épicées, des aliments de haut goût, sans qu'on n'aperçoive bientôt des phénomènes qui attestent la souffrance de certains organes; et bien qu'il n'y ait pas encore maladie, cependant le corps n'est plus dans son état naturel; l'intelligence est engourdie, le jugement moins libre; les passions s'allument, la circulation s'accélère, les vaisseaux battent avec force, etc. : en un mot l'influence que les organes reçoivent alors est toute différente de celle qu'ils éprouvaient avant le changement de nourriture. Si au contraire c'est le cerveau qui est tenu sans cesse en éveil, comme chez les sujets qui s'occupent de travaux littéraires ou scientifiques, les digestions s'altérent, les mouvements de la respiration et de la circulation sont enchaînés, la nutrition se fait mal, tout annonce que le cerveau a réagi sur les autres parties du corps. L'hygiène ne doit pas négliger des influences aussi importantes; les agents extérieurs sont sans aucun doute le point de départ des phénomènes de la vie, mais il faut en outre tenir compte du rôle que jouent les organes; c'est là une partie fort intéressante de l'hygiène.

Le cerveau est un centre auquel aboutissent toutes les sensations et d'où partent les influences les plus variées ; l'intelligence, les passions, les instincts sont les phénomènes complexes dont le cerveau est l'instrument. On désigne sous le nom de *percepta* (c'est-à-dire choses perçues) les différents actes de l'intelligence.

Les mouvements musculaires, qui sont aussi sous la dépendance du cerveau, constituent une partie intéressante de l'hygiène, qui a pris de nos jours un grand développement; on la nomme Gymnastique. L'exercice musculaire (*gesta*) mérite de fixer l'attention de l'homme qui est chargé de diriger l'éducation des enfants.

Le corps n'est pas destiné seulement à sentir et à se mouvoir; il faut encore qu'il se nourrisse. Dans ce but, il entre sans cesse des matières solides, liquides ou gazeuses qui sont absorbées par les tissus; la nutrition est la propriété qu'ils possèdent de convertir en leur propre substance les matériaux venus du dehors et introduits dans le corps (*ingesta*). Un autre mouvement qui se passe en sens inverse du précédent est l'action par laquelle les matériaux qui ont servi à la nutrition sont rejetés au dehors (*excreta* ou *excrétions*).

ORDRE ADOPTÉ DANS L'OUVRAGE.

Voici dans quel ordre nous rangerons les différents sujets que nous venons de passer en revue et que l'on désigne sous le nom de *matière* de l'hygiène. 1re classe; formée des agents qui portent leur action sur tout le corps : air atmosphérique, chaleur, froid, humidité, sécheressse, lumière solaire, artificielle, électricité, (*circumfusa*); 2e classe; agents dont l'action première est reçue par la peau : vêtements, bains, cosmétiques; 3e classe; agents qui servent à la nutrition; aliments, boissons, assaisonnements; 4e classe; constituée par les influences des fonctions d'exhalation et de sécrétion; sueur, urine, matières excrémentielles (*excreta*); 5e classe; fonctions de l'intelligence (*percepta*); 6e classe; exercice et mouvements musculaires (*gesta*).

Nous nous proposons dans ce livre de décrire, en parlant de chaque agent ou modificateur; A, les effets qui résultent de son action sur le corps de l'homme, sans tenir compte de l'âge, du sexe, du tempérament, de la profession, etc.; B, après avoir tracé les préceptes applicables à tous les hommes, quels qu'ils soient, nous les ferons suivre de ceux qui concernent plus spécialement les enfants et les adultes de l'un et l'autre sexe, les tempéraments. De cette manière, après avoir établi la règle générale, nous ferons mieux apercevoir les exceptions à cette règle. Les personnes appelées par leur profession à donner des soins aux enfants, à les diriger dans leurs études et à veiller à leur santé, pourront reconnaître à l'instant si tel précepte applicable à l'adulte ou au vieillard n'est pas nuisible au jeune enfant. L'avantage de cet ordre n'est pas douteux; il met le lecteur à même de remplir à la fois et le rôle de maître en lui faisant entrevoir quels sont les sujets d'étude à la portée de l'intelligence des enfants, et le rôle de médecin, en lui apprenant les préceptes nécessaires à la conservation de la santé. Ces préceptes sont surtout d'une grande utilité pour les personnes qui dirigent les écoles d'asile; leur omission aurait les plus graves inconvénients, à cette époque de la vie où les organes délicats reçoivent aisément les influences bonnes ou mauvaises.

Les hommes appelés à prescrire et à faire observer les préceptes de l'hygiène commettraient à chaque instant des erreurs funestes s'ils voulaient soumettre tous les individus à l'empire uniforme de la même règle; leurs conseils, loin d'avoir quelque utilité, seraient souvent nuisibles. Ils ne doivent jamais oublier que s'il existe un certain nombre de préceptes qui s'appliquent également à tous les sujets, il en est d'autres plus nombreux qui doivent être modifiés suivant l'âge, le sexe, le tempérament, la constitution. Nous allons consacrer quelques pages à l'étude de ces circonstances individuelles, qui sont trop importantes pour être négligées.

DES AGES.

Le corps de l'homme, depuis la naissance jusqu'à la mort, passe par une série de transformations qui s'accomplissent en un certain nombre de jours, de mois, d'années. Ces transformations peuvent être appréciées d'une manière absolue, sans qu'on ait besoin de connaître l'espace de temps qu'elles ont mis à s'effectuer ; mais en général c'est par la comparaison du temps avec les changements successifs qui s'opèrent dans le corps, que l'on parvient à déterminer facilement les âges. Chaque époque de la vie est mesurée par le temps et par la métamorphose que subissent les organes, de telle sorte qu'on peut dire l'âge d'un homme par la seule inspection de son corps et sans connaître le temps qu'il a vécu, et réciproquement l'on peut décrire l'état de tous ses organes, sans les voir, quand on connaît le temps qu'il a vécu.

La vie de l'homme ne date pas de l'instant de son apparition à la lumière ; elle commence dans le sein de sa mère; son corps est à l'abri de l'influence des agents extérieurs ; aussi ne devons-nous l'examiner qu'à partir de l'époque où il vient de naître.

On admet généralement dans le monde quatre âges : l'enfance, la jeunesse, l'âge adulte, la vieillesse; mais ces divisions ne suffisent pas pour l'hygiène ; il est nécessaire d'en établir cinq, qui sont : 1° la première enfance ; 2° la seconde enfance ; 3° l'adolescence ; 4° la virilité ; 5° la vieillesse.

A. *La première enfance* s'étend depuis la naissance jusqu'à l'époque de la seconde dentition, c'est-à-dire jusque vers la septième année à peu près. Elle se subdivise en trois époques : une première qui dure depuis la naissance jusqu'au travail de la première dentition (sept mois); une seconde, qui embrasse tout le temps que les dents mettent à pousser, et qui se prolonge jusqu'à deux ans ; la troisième enfin embrasse l'intervalle qui sépare la première dentition de la seconde (cinq ans à peu près).

B. *La deuxième enfance* s'étend de la septième à la quinzième année; pendant cette époque la seconde dentition se fait et s'achève complètement: néanmoins les dents de sagesse ne sortent quelquefois que beaucoup plus tard.

C. *L'adolescence* ou *puberté* se compte de l'âge de quinze à ving-cinq ans chez l'homme, de quatorze à vingt-un chez la femme.

D. *La virilité*, de vingt-cinq à soixante-treize chez l'homme, à cinquante chez la femme.

E. Enfin *la vieillesse* n'a pas de terme qu'on puisse assigner; le mot décrépitude exprime le degré le plus avancé de cet âge.

Ce qui distingue la première enfance des autres âges, c'est la prédominance d'action et de développement des organes qui doivent nourrir le sujet et lui apprendre à connaître le monde qui l'environne. C'est alors qu'on voit l'enfant, pressé par une faim presque continuelle, réclamer à chaque instant de nouveaux aliments que l'estomac digère avec rapidité. Son ventre prend du volume, les garderobes et les urines sont rejettées fréquemment; il semble qu'à cet âge l'estomac soit toujours tenu en éveil et le travail de la digestion en permanence. Le cerveau et les nerfs ne sont pas moins actifs que l'intestin; l'enfant cherche à saisir et à prendre possession de tous les corps qui sont autour de lui; il veut les examiner avec les sens et si, dans le principe, il commet des erreurs assez grossières, bientôt, l'habitude perfectionnant l'exercice des organes, il devient d'une adresse extrême. Le travail incessant du cerveau et du ventre doit fixer l'attention des personnes chargées de surveiller la première enfance, car leurs maladies sont alors très-communes. Les éruptions de boutons, de teignes, que l'on voit se développer sur la tête, les oreilles, le cou et d'autres parties du corps, prouvent combien la peau réclame de soins. L'éruption des dents s'accompagne aussi d'orages qui menacent souvent l'existence des jeunes sujets, toutefois nous devons prévenir qu'on a beaucoup exagéré la gravité des maux qui tiennent à la dentition.

Voici l'ordre suivant lequel se fait la première dentition. Du septième au quatorzième mois on voit paraître, successivement, les incisives moyennes inférieures et supérieures; les incisives latérales inférieures, les supérieures, les canines, les petites et les grosses molaires; l'éruption des vingt dents de lait n'est, le plus souvent, complète qu'à quatre ans.

Dans la deuxième enfance (de sept à quinze), la nutrition conserve toute son activité première, car le corps a besoin d'une grande quantité de matériaux nutritifs, pour fournir à la croissance rapide qui se manifeste dans toutes les parties. Les os s'allongent, les muscles se dessinent plus fortement sous la peau; cet embonpoint que l'on remarque dans la première enfance et qui donne au corps une forme arrondie, est remplacé par une maigreur assez prononcée; cependant l'appétit est vif et les digestions rapides. Mais déjà l'enfant occupé d'accroître le nombre de ses connaissances et de perfectionner celles qu'il a acquises, vit plus par le cerveau que par les organes digestifs. Ceux-ci étaient plus prédominants dans la première enfance; l'avantage est en faveur du cerveau, pendant la deuxième enfance; il sera plus marqué encore pendant la puberté.

Ce qui caractérise l'adolescence ou puberté, c'est l'achèvement complet de l'accroissement du corps en hauteur et l'évolution des organes qui vont permettre au jeune sujet de reproduire d'autres individus. Le cerveau se développe avec plus d'énergie que les autres organes; le sentiment de la moralité, encore rudimentaire dans les âges précédents, se perfectionne et révèle à l'homme le rôle qu'il est appelé à jouer parmi ses semblables.

La croissance du corps est entièrement terminée à l'époque de la virilité. Seulement les tissus continuent à se développer en épaisseur; les organes sont plus riches en fluides sanguins, plus forts, mais aussi plus exposés à recevoir l'atteinte de ces maladies qui dépendent d'un excès de vitalité.

La vieillesse se reconnaît à l'affaiblissement de toutes les fonctions, à la détérioration graduelle et insensible des grands rouages de l'économie, dont le mouvement se ralentit de jour en jour; et qui ne conserve plus assez de force pour obéir à l'impression des corps qui les environnent. Les organes, ces instruments de la vie, ressemblent alors à des machines que le mouvement a usé et sur lesquels les engrénages passent en déterminant à peine quelque léger ébranlement.

Pour avoir une idée juste et philosophique des âges, il ne faut pas chercher à apprécier les changements survenus dans le corps par la mesure du temps qui s'est écoulé. Ne voyons-nous pas des hommes qui n'ont que vingt-cinq ans d'âge, quand on estime astronomiquement le nombre de jours qu'ils ont vécu, et qui offrent cependant les marques d'une vieillesse anticipée; ils ont vécu vite en ce sens que leurs organes ont fait en un temps fort court le service qu'ils devaient faire en un temps beaucoup plus prolongé. Louis II, fils de Ladislas VI, roi de Hongrie, fut couronné roi à deux ans et demi, succéda à son père à dix, avait de la barbe à quatorze, se maria à quinze et mourut à l'âge de vingt ans. On a dit que le célèbre Berkley, évêque de Cloyne, ayant fait développer rapidement, à l'aide de moyens inconnus, le corps d'un orphelin, celui-ci atteignit sept pieds de haut à l'âge de seize ans et succomba à vingt ans dans un état d'imbécillité; mais cette anecdote tient évidemment du merveilleux. Ce qu'il faut noter dans l'histoire des âges, c'est l'accroissement continuel de tous les organes jusqu'à une certaine époque de la vie; le décroissement, c'est-à-dire le départ incessant des molécules qui servent à l'entretien de la vie et qui caractérise la seconde période de la vie, celle qui doit aboutir à la mort. On a prétendu qu'au milieu de la virilité il y avait un temps d'arrêt, pendant lequel l'accroissement et le décroissement se faisaient équilibre; mais l'existence de cet âge stationnaire est une création toute chimérique et qui ne se montre pas dans la nature, où nous voyons tous les êtres décroître, dès que leur développement est complet. On peut seulement admettre, par la pensée, cet intervalle, qui doit avoir une durée fort courte.

DES TEMPÉRAMENTS.

Si on prend au hasard deux hommes et qu'on les compare l'un à l'autre, on aperçoit des différences plus ou moins sensibles, non seulement dans l'ensemble de toutes les parties, mais dans la forme, l'étendue, la coloration de chacune d'elle. L'un présentera un corps de petite stature, des membres gros, entourés de muscles puissants, une figure colorée; l'autre une haute taille, des membres grêles, allongés, des muscles se dessinant à peine sous la peau, etc. On est convenu de désigner par le nom de *tempérament* ces différences individuelles, qui ne sont pas incompatibles avec la santé, tant qu'elles ne sont pas portées à un degré extrême.

La nécessité de savoir reconnaître les tempéraments se fait sentir à chaque pas dans l'hygiène; sans cette connaissance on prescrirait à tous les hommes des règles qui ne seraient pas applicables à chacun d'eux en particulier. Quand on dit, par exemple, que l'habitation d'un lieu sec, élevé, parcouru par des courants d'air, est favorable à la santé, on énonce une proposition vraie en général, mais qui souffre cependant quelques exceptions; les hommes d'une constitution sanguine et sèche doivent s'éloigner de ces lieux, parce qu'ils y contractent, plus souvent que d'autres, des maladies.

Le nombre des tempéraments n'est pas aussi considérable qu'on pourrait le croire au premier abord. On peut ramener à quatre grands types les diverses espèces de physionomies générales que nous présentent les hommes; ces quatre tempéraments sont: *le sanguin*, *le nerveux*, *le bilieux*, *le lymphatique.* Il n'est pas toujours facile de dire, en voyant un individu, quel est son tempérament, parce qu'il présente quelquefois les caractères qui appartiennent à un et même à deux tempéraments. Mais dans les cas les plus ordinaires on saisit facilement les traits distinctifs principaux qui impriment à chaque homme un cachet tout particulier, et qui permettent de lui assigner une place dans l'une des quatre divisions que nous avons établies.

A. *Tempérament sanguin.* — Il se rencontre très-fréquemment chez les peuples qui habitent les climats tempérés et septentrionaux; il est très-répandu en France. Il tire son nom de la quantité considérable de sang qui circule dans le corps et qui donne à tous les organes une grande énergie. L'homme qui offre ce tempérament a un appétit très-vif et recherche, pour le satisfaire, une nourriture succulente et les boissons vineuses; sa poitrine est large, régulièrement développée; elle renferme de vastes poumons dans lesquels une grande quantité de sang vient chercher l'oxigène de l'air atmosphérique; la circulation est prompte, le cœur se contracte avec force sur le sang qu'il envoie à son tour dans tous les vaisseaux; le pouls est fort; les tissus gorgés de sang; la figure colorée, les yeux brillants; les muscles prennent du volume et font un relief marqué sous la peau; quand ils acquièrent ce degré de développement, et que le sujet jouit d'une grande force, on dit qu'il possède le *tempérament athlétique*. Ce tempérament ne doit pas être distingué du tempérament sanguin, dont il n'est qu'une variété, car le système sanguin en est la condition organique indispensable. Les hommes sanguins sentent vivement, mais leurs sensations n'ont pas une longue durée. La colère, la douleur, les passions éclatent avec violence et sont suivies de transports terribles; mais ces mouvements désordonnés de l'esprit s'évanouissent avec la même promptitude qu'ils ont pris naissance ; en un mot, pour peindre au physique comme au moral l'homme de ce tempérament, on peut dire qu'il ne redoute aucun danger, qu'il surmonte les obstacles les plus dangereux, pourvu qu'il ne faille développer qu'un grand courage ; mais il est incapable de les vaincre, quand il doit appeler à son aide la patience ou la ruse.

B. *Tempérament nerveux.* — Il est très-commun chez les peuples de l'Asie et des pays chauds. Ce qui le caractérise, c'est l'activité du système nerveux, du cerveau, et des sens. Ceux-ci, doués d'une sensibilité exquise, demandent à s'exercer continuellement. Aussi voit-on les individus nerveux rechercher avec passion tout ce qui peut flatter leur sensualité; la musique, les odeurs, les parfums de toute espèce, les aliments et les boissons très-sapides. Mais cette stimulation continuelle finit par fatiguer les organes : il faut alors, pour produire une nouvelle excitation, des corps dont l'énergie est plus grande ; témoins ces hommes riches de l'Égypte et de l'Asie, qui sont réduits, pour se procurer quelque jouissance, à faire usage de doses énormes de café et d'opium, qui les plongent dans une sorte d'ivresse et d'extase voluptueuse.

Tous les autres appareils sont dans un état de langueur fort prononcée. La taille est petite, quelquefois élancée, mais alors les membres et le corps sont grêles, les muscles peu développés, faisant saillie sous la peau, moins en raison de leur volume, qui est très-petit, que de la maigreur générale. Lorsque la passion anime le sujet nerveux, les muscles deviennent capables de produire des efforts qui surprennent, quand on en compare le résultat avec la gracilité des muscles; mais la dépense nerveuse, que nécessite cet exercice exagéré, les plonge dans un affaiblissement extrême. L'appétit est modéré, les digestions lentes et difficiles; la respiration fréquente, irrégulière, se fait par saccade, surtout lorsque des émotions agitent le système nerveux.... Le cœur est petit; il bat vite et d'une manière peu régulière; tous les organes ressentent l'influence du système nerveux; c'est là précisément ce qui donne à ce tempérament une physionomie si tranchée.

C. *Tempérament bilieux*. — Si au tableau que nous venons d'offrir de la constitution nerveuse, nous ajoutons que les tissus chez certains sujets sont habituellement colorés par une teinte jaunâtre, nous aurons le *tempérament bilieux*, qui n'est qu'une variété du *nerveux*. La seule différence qu'il importe d'établir entre ces deux tempéraments, c'est que chez les bilieux les organes contenus dans le ventre, le foie, l'estomac et la partie de l'intestin qui lui fait suite (*duodenum*) reçoivent plus spécialement que d'autres les irradiations nerveuses, ce qui amène un trouble notable dans la sécrétion de la bile, et la coloration jaune que présente la peau.

D. *Tempérament lymphatique* (pituiteux, phlegmatique). — Les individus qui présentent les attributs de ce tempérament sont d'une stature moyenne ou très-petite, ils habitent les climats tempérés, froids ou humides. Les régions du globe où l'humidité est très-grande, le froid très-vif et la lumière solaire presque toujours absente, comme la Laponie, le Groënland, les terres polaires, sont habitées par des hommes de cette constitution. Leurs membres sont courts, volumineux; mais il ne faut pas se laisser tromper par cette force apparente, car ce qui donne à tous les tissus le développement que l'on aperçoit est la grande quantité de fluide blanc, ou *lymphe*, qui abreuve tous les organes. Cette abondance de la lymphe distingue le tempérament lymphatique de la même manière que la quantité considérable du sang en circulation caractérise le tempérament sanguin. Les sensations sont obtuses; on ne retrouve plus cette vivacité, cette énergie que nous avons notées chez les sanguins et les nerveux; l'amour du repos, de la tranquillité, le calme de l'esprit aussi bien que du corps, voilà ce que recherche avant tout le phlegmatique. Ses digestions sont assez souvent ralenties; pour les faciliter, il a recours aux boissons excitantes, comme le vin, l'eau-de-vie; toutefois, il est grand mangeur et prend ordinairement beaucoup d'embonpoint vers l'âge viril. La grande quantité de liquide contenue dans les tissus donne lieu à une transpiration abondante et au départ de matières de diverse nature.

Tels sont les quatre tempéraments que nous avons dépeints avec une couleur un peu exagérée, afin qu'on puisse mieux saisir les nuances intermédiaires. Il est rare qu'un homme pris isolément offre tous les attributs d'un tempérament; cependant il se rapproche plutôt de tel tempérament que de tel autre. Peut-être est-ce en vue de la difficulté qu'on éprouve souvent à ranger certains sujets dans une de ces divisions, que l'on a créé le tempérament parfait, sorte de modèle idéal, formé des divers attributs qui appartiennent à tous les autres.

SEXE.

Il faut chercher l'explication des différences tranchées qui existent entre l'homme et la femme dans la spécialité des fonctions qui leur servent à reproduire les êtres. Toutes les particularités que nous présentent le physique et le moral de la femme dérivent des organes destinés à la gestation, à l'accouchement et à l'allaitement, c'est-à-dire de l'utérus et ses dépendances. Telles sont les sources des changements que l'on observe chez elle. D'abord elle parcourt plus rapidement les premiers âges que l'homme ; la précocité du moral égale celle du physique ; leur intelligence prend un développement rapide, surtout à l'époque où les fonctions menstruelles s'établissent pour la première fois. Les facultés affectives l'emportent en général sur les facultés de l'intelligence et dominent toutes les autres.

Le tempérament de la femme participe à la fois du nerveux et du lymphatique. C'est au premier que sont dus l'inconstance, la mobilité d'humeur, le désir incessant de passer d'un spectacle à un autre, de parcourir toutes les émotions, en un mot, cette richesse de sensations qui est la source des maladies nombreuses qui tourmentent l'existence des femmes. C'est au tempérament nerveux que la femme doit la tournure particulière de son esprit, la fécondité, la rapidité de ses conceptions. Au tempérament lymphatique appartiennent, au contraire, les attributs de son physique, tels que la mollesse des tissus, la rondeur des formes, la blancheur et la finesse de la peau, la tendance de son corps à acquérir de l'embonpoint. Ces conditions organiques ne doivent pas être perdues de vue pour celui qui trace les règles de l'hygiène; s'il négligeait d'en tenir compte, il commettrait des erreurs fort préjudiciables aux individus.

CONSTITUTION, HÉRÉDITÉ.

On doit aussi prendre en considération la constitution du sujet qui peut être forte ou délicate, sans qu'il existe aucune maladie. En général, on hérite de ses parents un corps robuste ou faible, et c'est en ce sens que l'on a dit que l'âge avancé des parents était un brevet de longue vie pour les fils; car on ne peut expliquer cette heureuse disposition concédée aux enfants, que par la vigueur de la constitution à laquelle les parents doivent eux-mêmes leur âge avancé. On a aussi prétendu que les enfants mâles héritent de leur père les formes extérieures et matérielles, tandis qu'ils tiennent de leur mère les facultés de l'intelligence ; ces assertions sont loin d'être prouvées. Ce qui semble plus vrai, c'est que les enfants nés d'un père robuste et d'une mère valétudinaire héritent fréquemment de la mauvaise santé de celle-ci ; ainsi donc il y a plus d'avantage pour les enfants à naître d'une mère robuste et d'un père valétudinaire que de parents qui offriraient des dispositions contraires.

Il est impossible de tracer le portrait d'un homme bien constitué, il règne trop de variétés à cet égard ; il ne faut pas toujours juger de la force d'un sujet par le volume de son corps et de ses membres, par la saillie de ses muscles et l'énergie qu'il peut développer ; souvent un homme ainsi constitué succombe à une maladie légère, tandis qu'un autre, plus chétif en apparence, lutte longtemps contre les attaques d'un mal violent. Lavater a donné comme indice d'une longue vie, le front élevé et musculeux, les yeux enfoncés, un nez long, la saillie de la partie du front située entre les yeux. C'est faire de l'art divinatoire que de songer à prédire la durée de la vie à l'aide de certaines formes corporelles.

IDIOSYNCRASIE.

On désigne sous ce nom certaines particularités de la constitution, tout-à-fait individuelles et entièrement distinctes des tempéraments. Un homme est pris de vomissements et de tous les symptômes d'un empoisonnement, lorsqu'il mange quelques feuilles d'artichauts; c'est là une idiosyncrasie qui n'a aucun rapport avec le tempérament ni la maladie. Une femme se trouve mal chaque fois qu'elle mange un peu de noix muscade, ou qu'on en dépose un fragment sur sa peau. Mademoiselle Contat, actrice célèbre, et le duc d'Épernon, s'évanouissaient à l'odeur d'un lièvre. Le son de la cornemuse ou de la vielle déterminent chez quelques individus une rétention d'urine; Paulini parle d'un homme que la musique faisait vomir. Nous pourrions multiplier ces exemples d'idiosyncrasies, qui annoncent une susceptibilité toute spéciale du système nerveux et des organes auxquels il se distribue.

HYGIÈNE GÉNÉRALE.

CHAPITRE PREMIER.

—

INFLUENCES ATMOSPHÉRIQUES.

Au nombre des fluides gazeux ou liquides, ou impondérables qui constituent l'atmosphère où l'homme est plongé, il faut mettre: A, l'air atmosphérique agissant, 1° par sa pesanteur, 2° sa composition chimique; B, la vapeur d'eau; C, le calorique; D, le fluide lumineux ou lumière; E, l'électricité; F, les vents. On donne le nom de *circumfusa* à la réunion de ces divers agents, qui exercent sur le corps de l'homme une influence continuelle, et dont l'étude forme la partie la plus importante de l'hygiène. Nous prions le lecteur de lire avec attention les considérations placées en tête de cet opuscule, car sans elles il ne pourrait se former une idée d'ensemble nécessaire à l'intelligence des détails qu'il nous reste à présenter.

PESANTEUR DE L'AIR.

L'air pèse sur le corps de l'homme ainsi que sur la surface de la terre, et c'est en vertu de cette pression que le mercure s'élève dans un tube de verre à vingt-huit pouces, ou à sept cent cinquante-six millimètres, et l'eau, qui est moins pesante que le mercure, à trente-deux pieds dans les tuyaux de pompe. Il est facile de calculer la pression que supporte le corps de l'homme, puisque l'on connaît la force de pression, et que l on peut mesurer l'étendue de la surface du corps sur laquelle elle porte. En faisant ce calcul, on trouve que dans les plaines et au niveau de la mer, la pression est de trente-deux mille livres; suivant d'autres, de vingt-deux mille. Pour comprendre comment l'homme peut vivre sous le poids de ce fardeau énorme, il faut se rappeler que son corps étant composé de liquides emprisonnés dans un solide, les diverses pressions, que l'air y détermine, s'exercent dans tous les sens et se font équilibre; le corps est, en quelque sorte, comme une pellicule mince plongée dans un liquide, où elle conserve sa forme, parce qu'elle est soutenue dans tous les sens par les différentes couches d'eau.

La pression diminue lorsque l'homme s'élève sur de hautes montagnes ; un abaissement d'un millimètre dans la colonne du baromètre équivaut à une élévation de dix mètres. Sur la hauteur de l'Antisana, où existe une métairie très-fertile, la pression n'est que de 10,000 liv.; c'est là un des points les plus élevés du globe. M. Gay-Lussac, dans une ascension en aérostat s'est élevé à la plus grande hauteur connue ; la pression que son corps supportait n'était que de 9,500 l.; ce nombre, comparé à celui de 22,165 liv. qui représente la pression au niveau de la mer, donne une différence de 12,644 liv.; cette différence est plus grande encore si on admet que la pression au niveau de la mer est de 33,600 liv., elle serait alors de 24,979 liv. On comprend de quel poids considérable l'homme doit être soulagé quand il parvient à ces grandes hauteurs.

Voici les phénomènes que l'on y observe : l'air étant plus rare, la respiration s'accélère, parce qu'il faut que le poumon introduise à des intervalles plus rapprochés un air dont les molécules sont plus rares ; d'ailleurs, la pression étant plus faible, l'air a moins de tendance à se précipiter dans les poumons ; la soif est continuelle, elle force le voyageur, qui gravit les montagnes, à boire souvent ; le froid, la sécheresse de l'air, la diminution de pression favorisant l'évaporation des liquides enfermés dans le corps, sont les causes de ce phénomène. Des hémorrhagies ont lieu par les narines, les yeux, les oreilles, la bouche. On rapporte que les religieux qui habitent le Mont-Saint-Gothard sont obligés de descendre, de temps à autre, dans la plaine, pour se rétablir des hémorrhagies pulmonaires auxquelles ils sont exposés. Les bestiaux que l'on élève sur les hauteurs de l'Antisana éprouvent aussi des pertes de sang par les narines et par la bouche.

On a exagéré les accidents que la raréfaction de l'air occasionne. C'est à tort, par exemple, que Cassini a prétendu qu'on ne pouvait vivre à 2,446ᵗ puisque l'Antisana, situé à 2,993ᵗ, et d'autres lieux plus élevés encore, sont habités ; on ne sait pas précisément à quelle hauteur la vie cesserait. Il faut remarquer que toutes les fois que l'homme s'est trouvé soumis à la raréfaction de l'air, celle-ci s'est établie graduellement; mais il n'en serait plus de même si la transition était brusque ; la mort ne tarderait pas à survenir, comme chez les animaux que l'on met sous le vide de la machine pneumatique. L'homme, à une hauteur de 3,600ᵗ est dans une atmosphère une fois plus rare que celle de la plaine, et cependant il continue à vivre ; c'est à cette élévation que M. Gay-Lussac est parvenu dans son ascension aréostatique. Nous avons dit que la pression que le corps de ce physicien supportait, n'était plus que de 951[1] au lieu de 22[1], qui est la mesure de la pression atmosphérique au dessus de la mer.

L'habitation des montagnes et des lieux élevés est favorable aux personnes dont la poitrine est robuste et aux individus lymphatiques; il faut en éloigner celles qui ont une poitrine délicate ; le froid, la vivacité de l'air, les vents qui y règnent, déterminent des maladies du poumon. Elle donne une grande énergie à l'intelligence et au système musculaire ; les montagnards sont, en général, des hommes de petite stature, robustes, intelligents, aimants l'indépendance, les mouvements et les exercices, comme la chasse, la guerre, qui leur permettent de satisfaire leurs penchants naturels.

Densité de l'air.

On a rarement l'occasion d'observer les effets d'une pression atmosphérique supérieure à 28 p. de mercure; ce n'est guère que dans la profondeur des mines que l'on pourrait les étudier.

Mais alors plusieurs causes viennent troubler les résultats qu'on obtient; la fumée, la vapeur qui s'échappe des lampes, la poussière des métaux, l'humidité, la température, et surtout la privation de la lumière solaire empêchent d'en apprécier les effets. Dans les mines de Vieliska, et du Cornouaille, dans le puits de Joseph, au Caire, le mercure s'élève au-delà de 28 p. ou 756 mil.

Altération de la composition chimique de l'air.

Pour que la respiration puisse s'effectuer convenablement, il faut que l'air soit formé de 79 d'azote, de 21 d'oxigène, sur 100 parties; il devient impropre à la respiration, 1° par la soustraction de l'oxigène; 2° par la présence de l'acide carbonique ou d'autres gaz qui ne peuvent servir à la respiration; 3° par la trop grande raréfaction qu'occasionne la chaleur; 4° par des miasmes qui agissent comme de véritables poisons.

Cent quarante-cinq prisonniers anglais ayant été enfermés, par ordre du vice-roi du Bengale (1756), dans une prison de 18 pieds carrés, tous, à l'exception de vingt-trois, succombèrent, après avoir enduré les souffrances les plus terribles. Les mêmes effets de la privation d'air furent observés après la bataille d'Austerlitz, sur trois cents prisonniers russes qui furent renfermés dans une caverne de la Moravie. Lorsqu'on leur ouvrit, deux cent soixante étaient morts ou expirants; quarante jetaient du sang et de l'écume par la bouche. Des effets plus graves encore ont rendu célèbre le procès du libraire Roland Jankins, accusé d'avoir insulté le roi dans des écrits injurieux. Le nombre des assistants qui se réunirent aux assises d'Oxford (1577), joint aux émanations fétides qui se dégageaient du corps des prisonniers, causa la mort de trois cents personnes dans l'espace de quarante jours.

Les causes qui concourent à déterminer des accidents aussi funestes sont la soustraction de l'oxigène de l'air, qui est absorbé par les poumons, l'exhalation de l'acide carbonique, les émanations qui se dégagent des corps, la transpiration cutanée, et la dilatation de l'air qui devient plus rare à mesure que le calorique est plus abondant.

L'air peut encore être altéré par les gaz qui proviennent de la combustion des corps qui servent au chauffage. On a vu des personnes asphyxiées par la vapeur du charbon qui s'était introduite dans leur appartement par une cheminée voisine. Les fleurs enfermées dans les chambres à coucher sont dangereuses, parce qu'elles exhalent une grande quantité d'acide carbonique, et des molécules odorantes qui peuvent incommoder.

Il résulte de tout ce que nous venons de dire qu'il est nécessaire que l'homme, qui veut conserver sa santé, vive dans une maison spacieuse, percée de grandes fenêtres, recevant les rayons du soleil, où l'air conserve, dans tous les temps, sa composition normale, c'est-à-dire 21 d'oxigène, et 79 d'azote. L'enfant a besoin, plus que tout autre, d'un air riche en oxygène; n'est-ce pas en effet à cet âge que se forment les organes, et que les matériaux qui servent à leur développement doivent posséder tout le degré de pureté désirable? Le corps pourra-t-il acquérir la force et la santé si les sources premières sont infectées? L'air est le plus précieux des aliments dont se nourrisse le corps de l'homme, surtout à l'époque de ses jeunes années: c'est en vain que l'on voudrait contrebalancer la mauvaise qualité de l'air, par des aliments riches en molécules nutritives, ou par des soins attentifs, prodigués aux enfants; rien ne pourrait détruire l'influence fâcheuse qu'en ressentent les organes. Vous donnez une nourriture salutaire, mais le poumon n'introduit-il pas à tous les instants un poison, d'autant plus dangereux que ce n'est que plus tard que se manifesteront ses effets et les maladies qui en sont la suite. Une mort assez prompte est la conséquence d'une habitation malsaine. Les grandes villes, où les enfants rachitiques, scrofuleux, poitrinaires, sont en si grand nombre, présentent les conditions les plus défavorables, sous le rapport de la composition de l'air. Les preuves de ce que nous avançons sont fournies par les relevés statistiques, qui montrent qu'à Paris ce sont précisément les quartiers les plus pauvres par la quantité d'air qui leur est réparti, qui offrent la mortalité la plus considérable. Si cette influence se fait sentir sur tous les hommes, à plus forte raison doit-elle être pernicieuse pour les enfants. A l'hôpital de la Maternité de Dublin, la mortalité effrayante qui pesait sur eux diminua dans une proportion très-grande, dès que l'on eut soupçonné que la privation d'air était la cause de la mort, et dès que l'on y eut porté remède en établissant une aérification convenable.

Les moyens que l'on emploie pour renouveler l'air, sont la ventilation ou l'établissement d'un foyer. Le fourneau d'appel de M. Darcet est le meilleur veutitaleur que l'on connaisse : voici son mode de construction. On place, dans la pièce que l'on veut assainir, un poèle dont le tuyau va se rendre dans la cheminée de l'appartement. Dès qu'on l'allume, les couches d'air de la cheminée, raréfiées par la chaleur du tuyau qui vient s'y rendre, se dégagent par la partie supérieure et sont remplacées par celles de l'appartement, qui s'introduisent à leur tour dans la cheminée. Il suffit alors de pratiquer une ouverture à la muraille, en face de la cheminée, pour qu'il s'établisse un courant d'air rapide, dont le point de départ est l'ouverture de la muraille, et le point d'arrivée, la cheminée elle-même. Toutes les particules insalubres qui se dégagent dans les ateliers ou dans les établissements publics se trouvent nécessairement entraînées au dehors.

Les cheminées de nos maisons renouvellent l'air de la même manière que le fourneau d'appel; il y a aussi appel d'un nouvel air, pour servir à la combustion du bois ou du charbon en ignition. Toutes les fois qu'un corps continue à brûler avec flamme, on peut être assuré qu'il y a assez d'air pour entretenir la respiration de l'homme. Cependant il pourrait y avoir mêlés à l'atmosphère des gaz fétides capables de l'asphyxier.

Il ne suffit pas que l'air d'un appartement soit pur, il faut encore que celui qui vient le renouveler présente ces qualités. On a vu des asphyxies lentes, quelques fois rapides, des maladies mortelles, survenir dans des maisons saines en apparence. La recherche assidue de la cause qui produisait les accidents a fait découvrir que l'air insalubre provenant d'une cour humide, (M. Braconnot), des fosses d'aisance, ou d'un atelier de doreur, etc., pouvait s'introduire par voie d'appel dans les appartements habités par des personnes actuellement en proie à des mala dies graves dont on ignorait l'origine.

DE LA CHALEUR.

Le calorique est un fluide impondérable qui pénètre tous les corps de la nature, et se manifeste à nous par les changements nombreux qu'il apporte dans leur volume et dans leurs propriétés physiques et chimiques. La dilatation et la contraction sont les deux phénomènes généraux qui nous permettent d'en apprécier les moindres quantités.

Le corps de l'homme, comme tous les corps animés ou inanimés de la nature, ressent l'influence de cet agent universel dont la physique nous trace les lois. Pour arriver jusqu'à nous, il faut qu'il traverse les couches d'air atmosphérique qui nous séparent du soleil, foyer principal de la chaleur terrestre. L'air comme tous les gaz se dilate ou se contracte suivant les quantités de calorique qui le pénètrent ; il en résulte dans l'atmosphère des changements dont il importe de faire connaître les principaux effets sur la santé de l'homme. Une quantité plus ou moins considérable de vapeur d'eau peut exister dans l'air, et alors suivant que le calorique y sera lui-même plus ou moins abondant, on aura les différentes conditions de l'air que l'on désigne sous le nom d'air chaud et sec, d'air froid et sec, d'air chaud et humide, d'air froid et humide ; ce sont là autant de circonstances physiques qui influent sur la santé, et qui agissent à tous les instants de la vie, dans toutes les contrées, et d'une manière très-différente.

Température de l'homme. Nous avons dit que la chaleur agissait sur le corps de l'homme comme sur les autres corps. Cette proposition qui est vraie dans une certaine limite à besoin d'être expliquée. Parmi les animaux qui vivent à la surface de la terre, les uns ont ainsi que l'homme une température qui reste sensiblement la même (36° centigrade), quelle que soit la quantité de chaleur qui les environne. D'autres, au contraire, vivent en équilibre de température avec l'atmosphère ou le milieu qui les entoure; les poissons, les serpents, les lézards, les crocodiles, les grenouilles, etc.; ont une température qui est, à peu de chose près, la même que celle de l'air ou de l'eau. Quand ces deux éléments se réchauffent ou se refroidissent, ils éprouvent des changements analogues; aussi sont-ils exposés à périr ou à perdre quelques parties de leurs corps quand le froid devient intense. La répugnance que ces animaux inspirent, vient en partie de l'impression désagréable que produisent en nous la température froide de leurs corps et leur aspect hideux. Les animaux qui s'endorment à l'entrée de l'hiver et se cachent dans des terriers comme la marmotte, le loir, le hérisson, ont aussi une température très-basse durant leur sommeil, mais qui est cependant supérieure à celle de l'atmosphère.

L'homme au contraire a une température qui se conserve toujours la même et qui ne dépend pas de celle de celle de l'air ou des corps environnants. Quelle que soit la température extérieure, qu'elle s'élève jusqu'à 45° cent. ou qu'elle s'abaisse jusqu'à 60, la température de l'homme se maintient à 36° cent., parce qu'elle ne dépend que de l'organisation. Tous les appareils qui composent le corps étant les sources de cette chaleur propre, elle ne peut tarir que par la destruction même des organes ou par leur état de maladie. Toutefois, il faut observer que si la température s'élève à 40° ou 50° cent., comme dans une étuve sèche ou humide, la température du corps pourra s'élever de plusieurs degrés; elle s'abaissera de même, au milieu d'un froid rigoureux; dans certaines maladies, on a noté des élévations de température considérables (7° cent). Mais ces variations sont de peu de durée et ne peuvent guère dépasser six à sept degrés, sans que les animaux sur lesquels on fait l'expérience ne succombent. Dans l'état de santé, la température varie très-peu; cependant les climats, la tristesse, la mélancolie, la nourriture, les vêtements, l'exercice lui impriment quelques modifications.

Quand on cherche de quelle manière l'homme résiste à de hautes températures; comment par exemple, il peut supporter la chaleur d'un four chauffé à 62° cent. ou d'une étuve à 80° cent., on trouve que c'est à l'aide de l'évaporation continuelle et rapide de la sueur qui afflue à la surface de la peau. Franklin, le premier, démontra que, dans ce cas, le calorique du corps de l'homme n'est plus employé qu'à convertir les liquides en vapeur, et que dès lors la température peut non seulement rester à 36° mais encore baisser. Le corps fait l'office d'un vase poreux (*alcarazas*), qui laisse transsuder les liquides à sa surface ; ceux-ci, pour se convertir en vapeurs enlèvent le calorique à l'air et au liquide renfermé dans le vase, de là, un abaissement de température dans l'eau qui y est contenue. Les mêmes phénomènes se produisent dans le corps de l'homme ; les liquides ne peuvent s'échapper que sous forme de vapeur, et en empruntant à tous les tissus le calorique nécessaire à cette vaporisation ; dès lors, il faut que le calorique qui a pénétré le corps de l'homme et celui qui s'y développe se dégage avec la vapeur d'eau, de là, le maintien et même l'abaissement de sa température.

L'homme, depuis le moment de sa naissance jusqu'à la mort ne conserve pas la même température. Renfermé dans le sein de sa mère et abrité contre les vicissitudes atmosphériques, il emprunte toute sa chaleur au corps qui le renferme. On a eu occasion de mesurer la température de très-jeunes enfants, et on a trouvé qu'elle n'était que de 32° cent. environ, à sept mois. Lorsque l'enfant vient de naître, ses organes, quoique déjà préparés à lutter contre le refroidissement, n'ont pas encore toute l'activité nécessaire ; il semble que le foyer de sa chaleur n'est pas encore convenablement allumé ; aussi sa température n'est-elle que de 34° 75 cent. Cette différence entre la chaleur de l'enfant et celle de l'adulte fournit des considérations importantes pour l'hygiène. Pendant tout le premier mois, à partir de la naissance, l'enfant ne pouvant suffire à sa propre température, il faut l'entourer de vêtements qui le protègent contre le froid extérieur, et imiter la prévoyance de certains oiseaux, qui garnissent leurs nids de duvets, de plumes et de substances capables de défendre contre le froid le corps nu des petits. On a remarqué que les oiseaux qui naissent dépourvus de plumes, et qui ont besoin de cette chaleur artificielle, sont précisément ceux dont la température propre est faible durant les premières semaines; tandis que ceux qui, sont couverts de duvet, et qui ont au moment de leur naissance la température qu'ils auront durant toute leur vie, sortent presqu'aussitôt du nid pour aller chercher leur nourriture. On devra redoubler d'attention afin que l'enfant, dans le premier mois, ne soit exposé à aucun refroidissement, ce serait bien à tort que l'on voudrait chercher à endurcir ses jeunes organes par des bains froids ou en les laissant découverts ; il contracterait le germe de ces maladies qui éclatent plus tard. Pour un enfant qui résiste et qui devient robuste, mille autres succombent à la suite de ces épreuves maladroites et dictées par des conseils que l'hygiène réprouve.

Dans la vieillesse, la température, dit-on, s'abaisse à 35 ou 34 ° cent. ; des recherches récentes semblent prouver qu'elle reste sensiblement la même qu'aux autres âges de la vie. Cependant on ne peut disconvenir que le vieillard ne résiste pas aussi bien que l'adulte aux abaissements de température : sa chaleur s'épuise promptement et ne peut lui suffire ; aussi recherche-t-il tout ce qui peut l'entretenir.

La température de l'homme est un peu plus élevée en été qu'en hiver; dans les climats chauds que dans les climats froids ; à l'île de Ceylan, elle est plus haute qu'en Europe.

Résistance au chaud, transpiration. Nous venons de montrer que le corps humain possède une température propre, et que l'évaporation des liquides concourt à l'entretenir, en laissant transsuder un liquide sous forme de vapeur. On nomme transpiration insensible ou *transsudation* l'évaporation continuelle qui se fait sur la peau.

Lorsque la chaleur vient à s'accroître par une cause quelconque, cette transpiration devient *sensible* et s'appele *sueur*; nous devons en dire quelque mots, puise qu'elle est un des effets principaux de la chaleur.

Les quantités de liquide qui s'écoulent par la transpiration insensible, sont à celles par la transpiration sensible, dans le rapport de 1 à 6, c'est-à-dire que si on perd sept onces de liquide en un temps donné, une est pour la transsudation, les sept autres pour la sueur. On voit que la perte que fait le corps dans ce dernier cas est considérable.

Rien n'est si variable que la quantité de liquide que nous perdons par les deux transpirations; la nourriture, la nature des boissons, l'exercice, les vêtements, etc., sont autant de conditions qui influent sur les pertes. Cependant on peut les évaluer a trente-trois onces environ, en vingt-quatre heures; il y a vingt-sept onces pour les urines et les selles, la quantité de matière ingérée étant de soixante onces. Ce qu'il y a de plus positif dans les calculs que l'on a institués à l'effet de savoir quelles sont les pertes par la sueur et les urines, c'est que les pertes par la transpiration dépassent de très-peu les pertes par les urines et les selles, du moins dans nos climats tempérés; elles deviennent prédominantes sur toutes les autres dans les climats chauds; le contraire à lieu dans les pays froids.

Chez l'enfant, la transpiration est abondante; la peau est très-perméable, et laisse passer facilement les liquides. La peau sèche et recouverte d'un épiderme écailleux chez les vieillards, s'oppose en grande partie à cette évacuation; aussi l'émission des urines est-elle plus fréquente et le liquide expulsé est-il plus chargé de matières salines qui n'ont pu être rejetées par la transpiration. L'homme d'un tempérament sanguin ou lymphatique transpire plus abondamment que le bilieux et le nerveux.

La chaleur atmosphérique augmente la transpiration plus qu'aucune autre cause; toutefois il ne faut pas croire que les pertes croissent dans la même proportion que les élévations de température. On trouve par exemple qu'à 20° cent. les pertes ne sont que deux fois plus grandes, qu'a 0°; ce sont surtout, les quantités d'humidité contenues dans l'air qui influent sur la sueur. Si elles sont considérables, la sueur sera réduite à son minimum, il n'y aura plus que la perte par transsudation qui continuera, mais avec abondance. Cet obstacle apporté à l'évaporation par l'humidité cause une sensation désagréable au corps, qui ne peut plus se débarrasser de la chaleur qui l'accable ; on dit alors que l'air est lourd.

Nous ne perdons pas les mêmes quantités de sueurs à toutes les heures du jour et de la nuit. Pendant le sommeil, la transpiration augmente sans que l'on puisse attribuer ce phénomène à l'action des couvertures. Il importe que le corps conserve sa chaleur pendant ce temps, car le moindre refroidissement provoque des maladies. Le torticolis , les maux de gorge , les rhumes, le rhumatisme, prennent souvent naissance au moment où le corps en moiteur vient à recevoir l'action du froid. Combien de maladies se développent de cette manière.

La quantité de liquide qui s'écoule par la sueur est plus grande depuis le lever jusqu'à l'heure de midi ; aussi le corps doit-il être suffisamment protégé contre le froid durant ce temps; à partir de midi les pertes décroissent sensiblement, quand on les calcule toutes les trois heures.

Après le repas et le frisson qui le suit, la transpiration est plus abondante. L'homme qui se couche sans avoir pris de nourriture transpire trois fois moins que d'habitude.

Effets de la chaleur.

La transpiration ou l'afflux des liquides vers la surface cutanée n'est pas le seul effet que détermine le calorique, il en est d'autres qui ont une influence aussi directe sur la santé.

Lorsque la chaleur est peu intense ou qu'elle dure depuis peu de temps, l'appétit est plus vif; bientôt il diminue. L'homme éprouve du dégoût pour les viandes et les aliments assaisonnés; il désire les substances végétales, les fruits acides et sucrés, les boissons fraîches et aqueuses. Souvent, loin d'écouter ce besoin instinctif qui le porte à diminuer la quantité de ses aliments et leurs propriétés excitantes, il veut relever ses forces, qu'il croit abattues, à l'aide de boissons vineuses et de liqueurs fortes. Des maladies graves viennent l'avertir trop tard de l'erreur que lui font commettre les conseils insensés de ceux qui lui vantent les effets salutaires d'un pareil régime. Tous les jours, des milliers d'Européens, qui vont s'établir dans des pays chauds succombent pour avoir méconnu cette impulsion qui les portait à vivre frugalement et de substances végétales.

La respiration s'accélère, mais les muscles de

la poitrine affaiblis, aussi bien que ceux des autres parties du corps, soulèvent avec moins de force les parois de la poitrine; ce qui fait que les inspirations sont moins profondes. Le pouls s'accélère ; le sang circule plus vite dans les vaisseaux et pénètre surtout ceux qui rampent sous la peau; les veines deviennent saillantes et très-visibles; les yeux et tout le visage s'injectent, il résulte de cette congestion, à la surface du corps, une disposition aux hémorragies. On les voit survenir par les organes de la génération chez les femmes; par les piqûres de sangsues. Cette excitation de la peau explique pourquoi les maladies de cette membrane sont si fréquentes dans les pays chauds (lèpre, elephantiasis, etc.).

Il semblerait que l'absorption des miasmes devrait être plus difficile avec un tel concours de circonstances; mais il faut observer que le moindre refroidissement donne une activité très-grande à l'absorption; aussi est-ce surtout le soir ou dans la nuit que les maladies pestilentielles prennent naissance.

On a attribué à la chaleur la sécrétion de graisse dont se chargent les tissus de quelques peuplades africaines (Hottentots, Boschimans); nous verrons que l'influence solaire y prend aussi une certaine part; cet état d'embonpoint est assez général dans plusieurs pays chauds, où il est considéré comme une beauté. Les urines sont moins copieuses, la transpiration au contraire fort active ; les urines, chargées de sels alcalins, dégagent rapidement une odeur ammoniacale; elles sont épaisses, fortement colorées et peu aqueuses.

Les organes des sens sont vivement excités; ils demandent à être exercés sans cesse. On recherche tous les objets propres à les satisfaire, la musique, les odeurs, les épices, la stimulation que produisent les parfums, les frictions, le massage. Bientôt la sensibilité s'émousse, il faut alors recourir à des stimulants plus énergiques; il faut, pour l'Arabe ou l'Indien épuisés, des boissons enivrantes, de fortes doses d'opium, des masticatoires irritants, tels que des mélanges de chaux et de bétel, de canelle, de zedoaire, de piment et d'autres plantes. Les facultés intellectuelles s'enrichissent des images nombreuses et brillantes qui donnent aux compositions des habitants des contrées méridionales ce cachet qui les fait aisément reconnaître. Descriptions exagérées, souvent fantastiques, et toutes parées de fleurs; poésies riantes, sentencieuses, remplies d'images, voilà ce qu'on retrouve dans les œuvres littéraires des orientaux à la production desquelles l'influence du calorique prend une certaine part. La religion y est toute contemplative; les peuples choisissent surtout l'objet de leur culte parmi les corps de la nature, et attendent dans l'autre vie la satisfaction des sensations qui leur paraissent encore trop restreintes ici-bas.

Si la température est modérée, l'exercice musculaire se fait avec liberté; mais si elle augmente, la contraction des muscles devient véritablement douloureuse; on tombe dans un état de langueur et d'anéantissement marqué. C'est alors, dit un auteur qui a fait de très bonnes-observations sur les pays chauds (M. Rochoux), que l'homme, incapable d'un travail régulier et soutenu, ne fait plus rien que par saccades. De l'apathie à l'extrême activité, de l'indolence à l'emportement, il n'y a qu'un pas. De là résulte sans doute le caractère ambitieux et remuant des méridionaux, leur désir insatiable de commander, le despotisme qu'ils veulent exercer sur les autres. Lorsque l'action de la chaleur a une assez longue durée les forces musculaires diminuent. Le voyageur Pérou, qui a mesuré, à l'aide du dynamomètre, le degré de force de différents peuples de l'Inde et des îles environnantes, a trouvé qu'elles étaient inférieures à celles des marins français, dont il essaya comparativement la force.

On peut résumer les effets généraux de la chaleur en disant qu'elle appelle à la surface du corps une grande quantité de liquide; elle affaiblit l'activité des fonctions digestives et de l'intestin, tandis qu'elle excite le système nerveux, lui donne une énergie insolite, qui se termine assez souvent par une faiblesse marquée.

Chaleur artificielle.

La chaleur qui nous vient des foyers que nous allumons pour suppléer au défaut ou à la diminution de la chaleur solaire, agit d'une manière moins favorable que celle-ci. Comme elle n'est pas aussi également distribuée, elle irrite fortement les parties de la peau qui la reçoivent habituellement. C'est ainsi que l'on voit les jambes des personnes qui se chauffent à de grands foyers se couvrir d'écailles, de dartres d'éruptions furfuracées. La peau des jambes et des cuisses acquiert une couleur brune, chez les femmes qui reçoivent continuellement la chaleur d'un foyer artificiel placé sous elle. Le principal inconvénient des cheminées et surtout des poèles, est de fournir une chaleur sèche et irritante, qui porte à la tête, dessèche la gorge, les yeux et produit une sueur partielle au visage ou aux membres, sans que les autres parties du corps soient échauffées. Il faut prévenir ces accidents en ayant l'attention d'entretenir une certaine humidité dans l'air, à l'aide d'un vase à large ouverture et rempli d'eau.

Effet du froid sec.

Résistance au froid. Le froid modéré est, pour l'habitant de la France, celui qui ne dépasse pas cinq degrés au-dessous de zéro. Nous pourrions étudier les effets des différents degrés de froid; mais pour éviter toute redite nous ne décrirons que les effets qui résultent de degrés assez marqués de froid.

Tous les tissus qui entrent dans la composition de notre corps ne conduisent pas également la chaleur. Il y a dans les tissus vivants, comme dans les corps inanimés, de bons et de mauvais conducteurs. Les ligaments, les tendons, les os, les cartilages, et les parties qui en sont formées, comme les mains, les pieds, le nez, les oreilles, sont de bons conducteurs, parce qu'ils sont d'une texture serrée et imbibée de peu de liquide. Aussi se réchauffent-ils et se refroidissent-ils avec la même promptitude; ce sont les parties du corps qui sont le plus exposées à la congélation. La malheureuse campagne de Russie a offert de nombreux exemples de ces congélations; le nez, les oreilles, les pieds étaient les organes que le froid frappait de préférence. Les tissus mauvais conducteurs qui préservent le mieux le corps de l'homme, sont ceux qui contiennent une grande quantité de liquides; la physique nous apprend qu'ils conduisent très-mal le calorique. Le corps humain est donc heureusement organisé sous ce rapport, car la quantité des humeurs dépasse de beaucoup celle des solides, et tous les organes en renferment une très-forte proportion. La graisse qui se dépose sous la peau est un des corps les plus mauvais conducteurs, aussi est-elle abondante chez un grand nombre d'animaux qui vivent dans les climats froids, et aux approches de l'hiver. Les animaux qui s'endorment durant cette saison, comme la marmotte, le loir, etc., présentent sous la peau une couche épaisse de ce fluide, qui sert à les défendre contre le froid et à les nourrir. Les vaisseaux viennent y puiser la nourriture dont l'animal est privé durant tout le temps de son sommeil; lorsqu'il se réveille, à la fin de la saison rigoureuse, il est dans un état de maigreur fort prononcé.

Nous venons de voir à l'aide de quelle disposition physique les tissus vivants résistent à l'action du froid. Cependant, comme la température du corps est toujours supérieure à celle de l'atmosphère, il lui cède son calorique, et dès-lors il faut qu'il ait en lui une source intarissable de chaleur. Elle procède de la respiration, de la circulation, de la digestion, de l'action du système nerveux et de tous les mouvements de composition et de décomposition qui se passent dans les tissus ; la conséquence de cette chimie vivante est la production continuelle de chaleur. Elle est encore faible chez l'enfant dans les trois premières semaines ; elle n'est pas la même non plus chez tous les hommes. Les uns, après avoir été exposés à un froid assez vif, reprennent la température qu'ils avaient auparavant ; les autres ont une température plus élevée ; dans une troisième classe, sont placés ceux qui, après avoir subi un abaissement de température, ne se réchauffent qu'incomplètement, et conservent une température plus basse que celle qu'ils avaient avant d'avoir éprouvé le froid. Cette dernière disposition est défavorable à la santé, puisqu'elle annonce que les sources de la chaleur ne sont pas assez grandes pour subvenir aux pertes qui ont lieu. Les hommes sensibles au froid sont ceux de la première et de la troisième classe; ceux de la seconde résistent mieux que tous les autres à l'action du froid, puisque celui-ci met en jeu la propriété qu'ils ont de développer plus de chaleur qu'ils n'en avaient auparavant.

La respiration se ralentit d'abord sous l'influence d'un froid modéré, s'accélère lorsqu'il devient plus vif, enfin se ralentit de nouveau lorsqu'il est excessif. On a pu observer ces différents phénomènes sur les animaux soumis à un froid de plus en plus marqué, et sur les hommes qui périrent pendant la retraite de Moscou. La mort ne tarde pas à survenir quand le ralentissement de la respiration est porté un peu loin. Le poumon est une des principales sources de la chaleur du corps; si elle vient à tarir ou à diminuer, la vie s'éteint.

La circulation est énergique, le cœur envoie dans tous les canaux un large flot de sang, qui va répandre la chaleur et la force. Le froid ayant surtout pour effet de chasser les liquides de la surface du corps, pour les refouler à l'intérieur, le cœur, le poumon, les intestins et tous les viscères contenus dans le ventre et dans la poitrine reçoivent une quantité plus considérable de sang.

L'appétit est très-vif, la digestion se fait avec une grande rapidité ; aussi les habitants des pays froids sont-ils plus grands mangeurs que ceux du midi ; ils recherchent les viandes et les substances alimentaires les plus riches en principes nutritifs, les boissons vineuses alcooliques, les boissons fermentées amères, qui les aident à digérer. Cette influence du froid sur la digestion est très-sensible chez les hommes qui passent des climats chauds dans les contrées du nord. Les marins qui entreprennent un voyage dans les mers septentrionales sont obligés de charger une quantité plus grande d'aliments, et surtout de viande et de boissons vineuses, que s'ils devaient naviguer vers l'équateur.

Les organes chargés de rejeter au dehors les matières qui ont servi à la nutrition doivent-être, et sont en effet dans une grande activité, puisque la proportion des aliments ingérés est très-grande.

Le froid modéré est peu favorable à l'exercice de l'intelligence. S'il se prolonge ou devient très-intense, le cerveau tombe dans un état d'engourdissement et de torpeur qui anéantit presque toutes les facultés intellectuelles ; c'est donc à tort que l'on a prétendu que le froid excitait les fonctions du cerveau. Le mouvement, les exercices du corps tels que la marche, la course, la chasse, tout ce qui est capable de favoriser le développement de la chaleur, devient une nécessité pour l'homme qui vit dans un pays froid. Un besoin instinctif le porte à changer continuellement de place, afin que le froid ne vienne pas le saisir. Aussi voit-on les habitants des terres polaires, et les montagnards des climats tempérés faire de la chasse une de leurs occupations habituelles. Parmi les Hollandais qui abordèrent les premiers au Spitzberg, ceux qui restèrent auprès du feu périrent de froid, les autres échappèrent à la mort par un exercice soutenu.

Lorsque le thermomètre descend à 20° ou 30° cent., le froid produit des effets désastreux. Dans la Sibérie, le froid est quelquefois de 37° au dessous de 0, il est même descendu à 70° cent. Maupertuis, un des académiciens chargés de mesurer l'arc du méridien dans le Nord, rapporte qu'étant à Tornéa par 65° de latitude nord, il voyait, lorsqu'il ouvrait la porte de sa chambre, la vapeur chaude qui y était contenue se convertir en un tourbillon de neige, à l'instant même où elle était frappé par le froid extérieur. Il arrive souvent que l'esprit de vin le plus pur se solidifie ; on est obligé de le briser à coup de hache. Le thermomètre à alcool se gèle et ne peut plus servir aux expériences.

Un des effets les plus terribles du froid est la congélation. D'abord la peau se gerce et se fendille ; elle se crevasse sur les lèvres et laisse transsuder le sang ; les pieds, les mains irrités par l'action pénétrante du froid se couvrent d'engelures, et finissent enfin par être frappés de mort. Le nez, les oreilles, les doigts des pieds, où le refroidissement arrive plus vite, sont par cela même les premières parties qui meurent. Ce n'est pas le froid qui détermine seul des accidents aussi graves, mais plutôt le passage d'une température très-basse à une plus élevée. La sanglante bataille d'Eylau a présenté ces diverses conditions réunies ; quelques jours avant le combat, le thermomètre était descendu a 15° au-dessous de 0; pendant les journées des 5, 6, 7, 8 et 9 février, on n'observa aucune congélation, quoique les soldats fussent restés dans la neige exposés à un froid très-vif, mais dans la nuit du 9 au 10 la température s'étant tout à coup élevé à 3° ou 4° au-dessus de 0, le dégel survint, et un grand nombre de soldats furent atteints de congélation aux pieds et aux mains.

La congélation n'est pas le seul mal que produise le froid ; les tristes épisodes de la campagne de Russie nous en ont malheureusement révélé d'autres. Les soldats qui marchaient au milieu de la neige s'affaiblissaient ; ils chancelaient sur leurs jambes, comme des hommes pris de vin ; leurs yeux s'obscurcissaient à la lumière ; leur visage pâlissait, ils suivaient encore dans cet état les colonnes de l'armée, conduits par la main de leurs camarades qui les soutenaient. Mais bientôt leur marche devenait impossible ; forcés de s'arrêter ils s'asseyaient dans la neige, et la mort, avant de les saisir, les plongeait dans un assoupissement léthargique qui finissait bientôt leur existence. Malheur à ceux qui, excédés de fatigue, s'abandonnaient au sommeil ; ils étaient promptement saisis par la congélation et passaient sans s'en apercevoir d'un état d'engourdissement léthargique à la mort. Souvent les humeurs de l'œil se congelaient : lorsqu'on portait le doigt sur les chairs, on brisait les petits glaçons qui s'y étaient formés.

On eut aussi plusieurs fois occasion de voir ces soldats qui tombaient sur la route frappés par le froid, vomir le sang par le nez et par la bouche ; des gouttes de sang s'écoulaient par les yeux, et se répandaient en larmes sur les joues. Ce fut surtout au passage meurtrier de la Bérésina, et pendant la retraite depuis ce fleuve jusqu'à Smolensk, Krasnoë, Wilna que l'on eut occasion d'observer les effets terribles du froid, qui ne cessa d'augmenter depuis le combat de la Bérésina ; le thermomètre descendit jusqu'à 24° au dessous de glace.

La mort des transis n'est pas toujours accompagnée de souffrances et d'angoisses aussi vives : il paraît même, suivant le récit de quelques voyageurs, qu'elle serait précédée de sensations agréables. Bank et Solander, qui suivirent le capitaine Cook dant son premier voyage autour du monde, ayant relaché à la Terre de Feu, y éprouverent un froid excéssif; plusieurs matelots étant descendus à terre s'endormirent et moururent. Solander lui-même raconte qu'un penchant irrésistible au sommeil s'étant emparé de lui, il voulut s'y abandonner, et refusa de retourner au vaisseau, préférant une mort douce et pleine de volupté aux douleurs violentes que lui causait la marche. Cette torpeur lui faisait oublier le danger auquel il s'exposait; on fut contraint de l'entraîner avec violence, afin de le soustraire à la mort.

Les moyens les plus capables de défendre le corps contre le refroidissement sont, l'exercice musculaire, et le mouvement, une bonne nourriture, des vêtements chauds, surtout durant la nuit, enfin la chaleur artificielle. Les hommes d'une constitution robuste, d'un tempérament sanguin, et qui sont habitués au froid, supportent mieux ces températures rigoureuses que les individus faibles, convalescents, d'une constitution nerveuse ou bilieuse, que les femmes et surtout les enfants. Le froid est l'ennemi le plus redoutable de ces jeunes êtres; on a prouvé à l'aide de relevés statistiques fort intéressants, qu'il périssait plus d'enfants dans les départements du nord de la France que dans les départements du midi, et plus pendant l'hiver que pendant l'été (MM. Villermé et Petit). Cette action désastreuse du froid sur l'enfant doit faire proscrire les bains froids et le baptême à l'eau froide. Toaldo, astronome de Padoue, a signalé les inconvénients de ces affusions froides; il rapporte à cette cause la mortalité plus forte chez les enfants chrétiens à Padoue et à Vérone que chez les juifs, elle est de 2/5 chez les premiers et de 1/5 chez les seconds, bien que ces derniers soient soumis au moment de leur naissance à une opération douloureuse (circoncision). On a aussi remarqué que la mortalité est moindre dans les maisons d'accouchement, où l'on environne les enfants de précautions infinies pour les empêcher d'avoir froid, comme dans l'hôpital d'accouchement de Leipsig.

Effets de la chaleur et de l'humidité réunies. (Air chaud et humide).

L'air le plus sec contient toujours une certaine quantité d'eau, dont la présence est indispensable pour que la vie se soutienne. L'air chaud et sec contient plus d'eau que l'air froid et sec. L'eau répandue dans l'air est due à l'évaporation continuelle qui s'effectue à la surface des fleuves et des mers; lorsque la pression de l'air diminue et que la chaleur augmente, l'évaporation est plus rapide; par une chaleur moyenne de $9^{\circ}+0$, dans la zone tempérée que nous habitons, l'évaporation est de 414 lignes par an; dans la zone torride, à Cumana, sur les bords de la mer des Caraïbes, elle est par une chaleur moyenne de $22^{\circ}+0$, de 1237 lignes. Il existe donc une grande différence, sous le rapport de l'humidité atmosphérique, entre les diverses régions du globe.

L'appétit est très-faible, les digestions lentes,

la soif presque nulle, la respiration difficile; souvent même il y a une véritable oppression, parce que les particules d'eau qui s'introduisent avec l'air dans la poitrine gênent les fonctions dévolues aux poumons. La circulation est faible et ralentie; le pouls large, les selles et les urines abondantes, en raison de la grande quantité d'eau qui pénètre dans l'économie par l'absorption; la peau se couvre de sueurs, l'impression pénible, ainsi que le malaise général, la faiblesse que l'on y éprouve, font dire que l'air est lourd. L'homme placé dans une atmosphère aussi malsaine y contracte une constitution molle et lymphatique; c'est sans doute en raison de cette humidité jointe à la chaleur, que l'on trouve dans certaines parties de l'Egypte des enfants scrofuleux, rachitiques; l'humidité qui s'exhale sans cesse du Nil et des terrains inondés est une des principales causes de ces accidents; la mortalité est plus grande dans les pays humides et chauds que dans tous les autres. M. Moreau de Jonnes a observé qu'à la Martinique et à la Guadeloupe la mortalité était moindre en février et en juin, parce que la température est sèche, qu'aux autres temps de l'année; elle s'accroît avec la chaleur et l'humidité en août et septembre.

Effets du froid et de l'humidité. (Air froid et humide).

L'air froid et humide renferme moins d'eau que l'air chaud et humide ; voici dans quelles circonstances l'homme est environné d'une atmosphère humide. Les villes situées dans des bas-fonds, et au-dessous du niveau des fleuves qui les avoisinent (Hollande), celles construites auprès de la mer ou de vastes marais, de lacs, ou sur des terrains de première formation, ou de transport, comme la Nouvelle-Orléans, sur les bords du Mississipi, toutes ces localités sont malsaines en raison de la vapeur d'eau qui les couvre dans presque tous les temps de l'année. On retrouve la même humidité dans les villes qui s'élèvent au milieu des rivières, des marais, ou des lacs, ou dans des îles d'une petite étendue. Nous devons faire observer que l'humidité froide est moins nuisible à la santé que l'humidité chaude, parce que celle-ci est toujours mêlée à des particules de nature végétale ou animale, qui, suspendues dans l'eau des marais ou des lacs, se pétrifient avec une grande promptitude. Il en résulte des miasmes dont l'influence délétère se fait sentir sur l'homme, même à une grande distance des lieux où ils se sont développés.

L'air froid et humide cause une impression désagréable à la surface de la peau, la respiration est gênée, l'appétit diminue, les digestions languiraient si l'habitant des pays froids et humides ne prenait soin de les faciliter à l'aide de boissons amères, vineuses et alcooliques; les urines et les selles sont plus abondantes, l'absorption cutanée augmente. L'intelligence languit ou du moins elle n'a plus cette activité qui brille chez les hommes des pays chauds; mais, par contre, le cerveau devient plus capable de méditations profondes sur les sciences naturelles et la philosophie. Sous l'influence de l'humidité froide, la constitution tend à devenir molle et lymphatique, la peau prend une teinte blafarde, les membres s'arrondissent et les membranes qui tapissent le nez, la bouche, les conduits aériens, sécrètent une plus grande quantité de mucus ; de là une disposition à contracter les rhumes et les maladies de nature catarrhale. Un des meilleurs moyens pour se préserver de ces affections, est l'usage de vêtements de laine immédiatement appliqués sur la peau, les frictions sèches sur tout le corps et surtout l'exercice musculaire. Ces soins sont surtout utiles à l'enfant qui passe les premières années de son existence dans une atmosphère humide; malheur à lui si ses parents ignorant les règles de l'hygiène n'ont pas l'attention de le sortir de cette humidité, ou du moins d'en diminuer l'influence nuisible! On ne tarde pas à voir paraître les écrouelles, les maladies de poitrine, qu'il est possible de prévenir par des soins bien entendus. (*Voyez* lumière).

De la lumière.

Ce que nous allons dire s'applique plus spécialement à la lumière du soleil, dont la présence est indispensable pour la vision.

La peau se fonce en couleur comme chez les habitants de l'Asie, chez qui elle offre une teinte cuivrée fort prononcée. Le même changement a lieu chez l'Européen qui s'établit dans un climat chaud. Les peuples qui sont privés de la lumière solaire une grande partie de l'année, comme les Lapons, les Esquimaux, les Samoyèdes et ceux qui vivent sous les pôles, nous présentent une peau pâle, décolorée et même d'un blanc de lait; on trouve parmi eux un assez grand nombre de ces hommes à peau pâle et blanchâtre, à cheveux blancs, que l'on connaît sous le nom d'albinos ; ils ont en même temps l'iris d'une couleur rose que l'on retrouve aussi chez les lapins blancs. L'influence de la lumière ne se fait pas sentir seulement sur la peau ; M. de Humboldt croit qu'elle contribue à donner au corps des proportions régulières et la plus belle forme possible. Il a observé, dans son voyage aux terres équinoxiales, qu'on ne rencontrait aucun individu mal conformé parmi les Mexicains, les Péruviens, les Caraïbes, qui se distinguent entre tous les peuples par la beauté de leurs corps ; des expériences ingénieuses faites dans ces derniers temps ont prouvé, de la manière la plus évidente, que l'on peut arrêter le développement de certains animaux en les empêchant de recevoir les rayons solaires : leurs organes, leurs membres peuvent bien s'enrichir d'une grande quantité de liquide, ils peuvent bien augmenter de volume, mais ils n'offrent pas cette vigueur, cette énergie, que peut seule leur donner la lumière du soleil. Ne voyons-nous pas la même chose se produire sur ces plantes que l'on enferme dans l'obscurité, afin qu'elles se gorgent de fluides aqueux, et que leur tissu plus tendre puisse servir à la nourriture de l'homme. N'est-ce pas encore le même effet que l'on cherche à déterminer sur les animaux, quand pour les engraisser et les faire servir à satisfaire la voracité de l'homme, on les plonge dans des prisons obscures où ils ne conservent que la liberté de manger. Ces tortures, imposées aux animaux par la barbarie de l'homme, nous montrent combien sont profondes les modifications que la lumière apporte dans la santé. De là aussi découlent des préceptes d'une haute importance pour la santé des enfants.

A quelle époque de la vie la lumière est-elle plus nécessaire que dans le premier âge, lorsque tous les organes, semblables à une cire molle, ont besoin d'être façonnés par les agents extérieurs, et surtout par le soleil qui agit d'une manière si puissante sur tous les tissus? Si vous lui ravissez cette stimulation vivifiante, si vous l'élevez dans une chambre obscure, mal aérée, humide, ou dans les rues étroites et ténébreuses de nos grandes villes, vous ne tarderez pas à voir cet enfant, né avec tous les attributs d'une bonne constitution, dépérir et contracter la maladie scrofuleuse, cette plaie hideuse de notre civilisation. Cet enfant, dont chaque plainte semble être une prière qu'il vous adresse pour que vous lui donniez du soleil, va devenir un être chétif, étiolé, qui traînera trop longtemps une existence à charge à lui-même et à sa famille. Hâtez-vous donc, s'il en est temps encore, de l'envoyer à la campagne respirer l'air, et recevoir le soleil qui lui manque. Combien de parents, connaissant mal les lois de l'hygiène, croient-ils pouvoir parer à cette privation de soleil, à l'aide d'une nourriture succulente, d'une chaleur artificielle, de soins de propreté et de toutes les attentions que leur suggère une tendresse maladroite. Ils ne savent pas que rien ne peut remplacer l'action du soleil et qu'au lieu de chercher par des moyens longs et dispendieux à rétablir la santé de leurs enfants, ils n'ont qu'à l'envoyer à la campagne, vivre au milieu de ces agriculteurs robustes qui baignent dans la lumière. Qu'ils se rappellent cette recommandation de Lycurgue, qui voulait que les enfants fussent élevés à la campagne jusqu'à l'âge de cinq ans. Ce conseil donné par le sage législateur de Lacédémone convient mieux encore aux nations modernes, et aux habitants de nos villes, ces vastes tombeaux où viennent s'ensevelir tant de générations d'hommes.

La lumière solaire est avantageuse au convalescent et surtout au vieillard. Un vieil adage dit que le vieillard est deux fois plus vieux en hiver qu'en été, voulant ainsi faire entendre que la soustraction des rayons solaires le prive de l'excitation nécessaire à tous ses organes. Les Grecs connaissaient très-bien les effets salutaires de l'insolation. Ils avaient soin de faire construire au-dessus de leur maison une plate-forme où les vieillards allaient s'exposer pendant plusieurs heures à la chaleur du soleil.

La constitution de l'adulte étant plus robuste, lui permet de résister à la privation de lumière. Cependant les personnes qui sont nées aux Indes ou en Afrique et qui viennent habiter une contrée humide, l'Angleterre par exemple, sont exposées à contracter la maladie scrofuleuse. (Buchan).

De l'électricité.

L'électricité est un fluide répandu dans l'atmosphère, où il existe toujours, mais en quantité variable ; l'humidité lui livre facilement passage et lui permet de s'écouler dans la terre, son réservoir commun. Il est plus abondant lorsque l'air est sec, parce qu'il ne peut se dissiper, en raison des propriétés peu conductrices de l'air sec. Aussi, ressentons-nous plus vivement les effets de l'électricité pendant les orages, parce qu'il se produit en plus grande abondance dans l'atmosphère, et qu'il se transmet plus promptement à nos organes à cause de la couche d'humidité qui nous environne. Les parties qui conduisent le mieux le fluide électrique sont les nerfs et le système musculaire. On sait que les personnes chez lesquelles le système nerveux est prédominant, éprouvent une excitation toute particulière aux approches des orages. Les femmes, les enfants, les tempéraments nerveux sont en quelque sorte des instruments délicats, qui accusent la moindre quantité de fluide électrique. Les personnes ainsi constituées ressentent dans tous les membres une inquiétude qui ne cesse qu'après l'orage ; souvent des maux de tête, des migraines, des envies de vomir, de l'accablement, des attaques de nerfs se manifestent chez les sujets en proie à quelques affections nerveuses ; des douleurs se font sentir quelquefois dans les membres des individus qui ont été atteints de rhumatismes et dans les cicatrices des anciennes blessures. Il semble qu'en vertu d'une prédisposition, leurs tissus sont impressionnés par les moindres quantités de fluide électrique. Certains oiseaux de mer, tels que les mouettes, les frégates, les martinets, sont aussi très-sensibles à l'impression de cet agent ; on les voit, longtemps avant l'orage, gagner les rochers qui bordent la mer, afin de se mettre à l'abri de la tempête; les matelots doivent alors redouter le gros temps ; rarement ils sont trompés dans leur calcul.

Il est impossible de nous soustraire entièrement à l'action de ce fluide, qui est d'ailleurs nécessaire à la santé (M. de Humboldt); mais on peut empêcher les effets désastreux qui résultent de son accumulation trop grande et trop rapide, à l'aide des paratonnerres. On peut mettre les habitations à l'abri de la foudre, en les recouvrant de paratonnerres disposés à vingt mètres de distance. Les longues barres de fer qui les constituent ayant une de leur extrémité terminée en pointe et l'autre en communication avec le sol par une longue chaîne, laissent facilement écouler le fluide électrique qui s'accumule dans les édifices ou celui qui vient des nuages.

On donne le nom de foudroiement au passage violent et subit de l'électricité d'un corps dans un autre. L'homme est foudroyé lorsque l'électricité d'un nuage venant à passer sur sa tête, cette électricité pénètre brusquement dans son corps. Il peut encore être foudroyé lorsqu'étant dans une maison, l'électricité la traverse ainsi que son corps; enfin, il peut être foudroyé sans être touché par la foudre et par la seule combinaison ou la séparation trop rapide des deux électricités (vitrée et résineuse). On appelle *choc en retour* cette action exercée par *l'influence* d'un nuage qui se décharge de son électricité.

Les précautions qu'il convient de prendre pour éviter le foudroiement, sont : de ne pas se mettre à l'abri sous des arbres en temps d'orage, mais de gagner au contraire la plaine ; de ne pas se réfugier sur des endroits élevés, sur des montagnes qui sont souvent foudroyées, enfin de ne pas sonner les cloches. On a calculé que dans les trente-trois dernières années du dix-huitième siècle, la foudre avait frappé 386 clochers et tué 121 sonneurs. On sait les ravages terribles que cause souvent la foudre. Le 11 juillet 1819, tandis qu'on sonnait les cloches dans l'église de Château-Vieux, la foudre tua 9 personnes et en blessa 82. En 1828, dans l'église de Maisoncelle-le-Jourdan (Calvados), la foudre étant tombée tandis que tous les habitants y étaient réunis, 13 personnes furent tuées, 6 moururent sur le coup, 150 furent blessées. Les autorités doivent donc empêcher de sonner les cloches pendant les orages. On voit maintenant un grand nombre d'églises surmontées de paratonnerres ; on ne saurait trop applaudir à cette utile réforme dans les anciens préjugés.

Des vents.

Les vents sont des mouvements plus ou moins rapides que l'on observe dans l'air atmosphérique. On n'en connaît pas encore bien la cause. Les uns soufflent dans une direction constante; ce sont les *vents alisés;* les autres dans une direction spéciale à certaines époques de l'année, ce sont les *vents périodiques* qui règnent dans la mer des Indes, et que l'on appelle *moussons*. *Les brises* de mer et de terre sont des courants qui s'établissent à certaines heures du jour et de la nuit sur les bords de la mer. Enfin les *vents irréguliers* n'ont pas de direction constante. Les vents agissent sur le corps de l'homme par les qualités de l'air qu'ils apportent; le *chamsin* qui vient de l'intérieur de l'Afrique, et traverse d'immenses déserts couverts de sable, amène une chaleur sèche et étouffante qui brûle en un instant les arbres qui se trouvent sur son passage, et fait périr l'homme et les animaux. Si le vent a parcouru les mers ou des pays couverts d'eau, il apportera avec lui l'humidité et le froid. En France, les vents qui nous viennent de l'ouest sont toujours chargés de vapeur d'eau, ceux du nord sont froids, ceux du midi très-chauds.

Le vent agit encore par la rapidité de sa marche. Quelle différence entre un vent qui fait plus de 29 lieues à l'heure et dont l'impulsion est de 52 livres, et celui dont la force impulsive n'est que de 74 onces et la marche de 40 pieds par seconde.

Vissicitudes du chaud et du froid.

Les variations de température sont très-funestes à la santé; mais comme ils n'agissent pas d'une autre manière que le froid ou le chaud, le sec et l'humide, nous ajouterons peu de chose à ce que nous avons déjà dit. Si par exemple on passe subitement d'un air chaud dans un air froid, on éprouve tout-à-coup les effets que détermine celui-ci; la sueur cesse de couler à la surface de la peau; les liquides gagnent l'intérieur, le poumon en particulier, et si le froid est un peu plus vif, il en résulte des rhumes ou des fluxions de poitrine. La maladie arrive, non pas comme on le croit communément parce qu'il y a *sueur rentrée*, mais parce que le poumon et les organes intérieurs qui étaient tout-à-l'heure peu occupés, sont contraints de déployer tout-à-coup une grande énergie et de fonctionner pour la peau qui n'a presque plus rien à faire. De là, une fatigue et des maladies pour le poumon et les autres viscères intérieurs.

Le passage du froid au chaud a moins d'inconvénients ; il produit cependant des congestions à la tête, des sueurs abondantes, souvent des envies de vomir. On sait quel malaise on ressent lorsqu'on vient du dehors et qu'on entre dans une salle fortement chauffée. Comme il est impossible que l'homme se trouve toujours placé dans une atmosphère égale et à l'abri de toute variation, il faut que, dès ses jeunes années, il s'habitue à passer du chaud au froid, et *vice versâ.* Personne n'ignore que les individus les plus exposés à contracter des maladies par cause extérieure, sont ceux qui vivent toujours en serre chaude. La température, qui est douce et chaude pour les autres, leur semble un froid glacial et développe une maladie.

Habitations.

Les anciens mettaient un grand soin à choisir l'emplacement de leurs villes et de leurs habitations. Les aruspices immolaient des animaux et consultaient les entrailles de la victime, pour voir si les divinités étaient favorables. Il faut voir dans ce sacrifice, non pas une simple pratique superstitieuse, mais une connaissance assez approfondie de l'hygiène. Les bestiaux recevant toutes les émanations qui se dégagent du sol, contractent des maladies lorsque la terre est insalubre. Or, il paraît que les aruspices avaient une certaine habitude de reconnaître les traces qu'elles pouvaient avoir laissées dans les viscères du ventre, et qu'ils se réglaient là-dessus pour prononcer. Voici quelles sont les conditions les plus favorables à la santé, et que doit nous offrir une habitation. Il faut qu'elle soit construite sur un terrain calcaire ou sablonneux, parce qu'il est exempt de toute humidité, jamais sur des terrains argileux, marneux ou tourbeux; elle doit être séparée du sol par des caves. Les rez-de-chaussée, toujours plus insalubres que les autres étages, doivent être couverts de boiseries peintes, ou de tapisseries placées sur des châssis et éloignées des murailles. On doit y faire renouveler l'air souvent, et y allumer des feux clairs. Il en sera de même dans les appartements situés à d'autres étages, surtout lorsqu'ils sont humides. Les maisons ne doivent pas être habitées peu de temps après leur construction, parce que l'eau contenue dans le plâtre et les pierres s'en dégage pendant un certain temps. Chez les Romains il était défendu d'habiter un édifice avant trois années, à partir de son entière construction. Le magistrat préposé à la surveillance des bâtiments (édile), apposait sur la maison qui venait d'être terminée un scellé qu'on ne levait que trois ans plus tard. Aujourd'hui nous sommes moins avancés que les Romains; les possesseurs de maisons se hâtent de les faire habiter, lors même qu'elles ne sont pas encore entièrement achevées. Il faut, dans ces lieux nouvellement bâtis, allumer de grands feux, ouvrir les fenêtres plusieurs fois par jour, afin d'établir des courants d'air, éloigner les lits des murailles. On pourra juger des quantités d'humidité d'un logement, en plaçant dans une soucoupe des sels alcalins, tels que le sulfate de potasse, ou de soude, ou de magnésie, le sel de cuisine pulvérisé, ou mieux encore en faisant usage de l'hygromètre à cheveu, qui indique d'une manière précise les différents degrés d'humidité. Si les sels se fondent rapidement, c'est une preuve que la vapeur d'eau est en forte proportion dans l'air.

CHAPITRE II.

VÊTEMENTS.

Les vêtements sont des moyens artificiels de garantir le corps contre les influences extérieures. Les habitations ne sont autre chose que des appareils de protection plus vastes, et agissant à une plus grande distance. Les vêtements sont destinés : 1° à conserver au corps une température égale et supérieure à celle de l'atmosphère, du moins dans les climats froids et tempérés ; 2° à protéger la surface de la peau contre l'action des corps extérieurs (propreté) ; 3° ils agissent encore, et le plus souvent, d'une manière défavorable par la compression qu'ils exercent sur différentes parties du corps (corsets, jarretières, ceintures, cravates, bonnets).

L'homme, en raison de la température qui lui est propre (+ 36° cent.), se trouve toujours dans un milieu plus froid que son corps ; il doit donc tendre à se refroidir, à céder de son calorique aux objets qui l'environnent. Pour obvier à cette déperdition, il doit se couvrir d'un tissu qui l'empêche de perdre son calorique. Mais en été, dans les climats chauds, bien que l'air extérieur n'égale presque jamais la température de l'homme, celui-ci éprouve le besoin de céder de son calorique; il faut alors que les vêtements n'opposent plus d'obstacles à cette déperdition. Ainsi tout ce que l'art cherche à obtenir dans la confection d'un vêtement, c'est qu'il laisse passer le calorique en été, et dans les pays chauds, et qu'il s'oppose à cette perte, en hiver, et dans les climats froids.

L'homme n'a fait qu'imiter la nature, et il a pris ses modèles parmi les animaux. Il a vu que ceux qui vivent dans le nord ont des fourrures très-chaudes, comme l'hermine, la martre, les renards ; que cette partie de la toison des mérinos, que l'on appelle *bourre*, et qui est un feutrage des poils en tous les sens, est très-abondante, tandis que la partie fine, soyeuse et allongée, est peu fournie ; il en a conclu qu'il devait donner la même disposition à ses vêtements. Les tissus poreux, faits avec la laine, le coton, et toutes les étoffes qui emprisonnent des molécules d'air dans leurs mailles, conservent très-bien la chaleur. L'air étant un mauvais conducteur laisse passer très-difficilement ce fluide. Il joue, à l'égard de la peau, le même rôle que l'air que l'on intercepte entre une double fenêtre, et qui empêche le froid extérieur de pénétrer au-dedans ; la laine, la soie, le coton, non cardés, tiennent plus chaud que les mêmes substances, bien filées et bien dévidées (Rumford). Les tissus fins, lisses, à texture serrée, laissent plus facilement passer la chaleur que les étoffes grossièrement faites, et dans lesquelles les matières sont tassées irrégulièrement. Si on veut que le corps se refroidisse, on choisira les étoffes lisses, fines et bien tissées. La toile de chanvre, de lin, étant bonne conductrice du calorique, constituera des vêtements frais. Les vêtements de laine, appliqués sur la peau, ont l'avantage de laisser passer facilement la transpiration à travers les pores ou vacuoles dont ils se composent. Ils conviennent donc aux personnes qui sont habituellement en sueur ; seulement il faut avoir l'attention de les renouveler assez souvent. Ils retiennent une huile grasse qui suinte à la surface de la peau, et une assez grande quantité de sels que contient la sueur. Ils doivent être blanchis avec le savon, la potasse et les substances capables de détruire cette matière grasse.

Les vêtements de couleur blanche, ou pâle, réfléchissent la chaleur et ne la laissent pas passer. Aussi il y a-t-il avantage à s'en servir pendant l'été, puisqu'ils empêchent la chaleur extérieure de venir s'ajouter à celle de notre corps; les couleurs noires ou foncées réfléchissent peu la chaleur, et la conservent ; ils conviennent pour l'hiver.

La forme des vêtements a une grande influence sur la santé. Ils s'appliqueront sur la surface du corps dont ils doivent traduire tous les contours, sans jamais exercer aucune compression. C'est cependant ce qu'on fait tous les jours avec les corsets qui semblent destinés à créer des formes qui n'existent pas, ou à exagérer celles qui existent. De cette manière on ne se conforme jamais à la nature; la mode, ou des idées mal entendues de coquetterie, exercent sur elle toutes sortes de violences. Il en résulte, pour les femmes, des difformités de la taille, des maladies de poitrine, du cœur, des oppressions continuelles, des palpitations, des congestions cérébrales, des digestions difficiles, des mouvements de gaz dans l'estomac, accompagnés de bruits sonores et assez désagréables.

C'est ainsi que la cause de la beauté de certaines femmes se trouve être en même temps la cause de leurs maladies.

Chez l'homme ce n'est plus sur la poitrine, du moins le plus ordinairement, que se trouve apposée la ligature, c'est sur le cou. La cravate a pour effet, lorsqu'elle est trop serrée, d'empêcher le retour du sang de la tête vers le tronc, et de donner au visage une couleur rouge, animée. Il connaissait très-bien les effets exagérés de cette partie du vêtement, ce capitaine d'un régiment de Danemarck, qui avait prescrit à ses soldats de serrer fortement leur cravate; de cette manière, le sang retenu dans la tête donnait à leur visage une coloration que l'on pouvait rapporter à la santé florissante dont ils étaient supposés jouir, aussi fut-il comblé d'éloges par le roi de Danemarck ; mais bientôt une foule de soldats succombèrent victimes de ce procédé nouveau pour donner de la santé. Combien d'hommes ressemblent aux soldats de ce régiment, bien qu'ils ne périssent pas victimes de leur coquetterie.

Les vêtements doivent être plus chauds pour l'enfant et le vieillard que pour l'adulte. Nous dirons peu de chose du maillot, parce qu'on a généralement compris que pour qu'il ne fût pas nuisible à l'enfant, il devait lui permettre de se livrer à toutes sortes de mouvements. Nous ajouterons seulement que lorsqu'on a enveloppé l'enfant dans sa couche, il faut que ses jambes soient placées de telle sorte qu'elles puissent se mouvoir et qu'elles ne soient pas serrées l'une contre l'autre, comme on a malheureusement l'habitude de le faire ; ses jambes deviendraient cagneuses, et d'ailleurs la position à demi-fléchi étant celle qui repose le mieux, pourquoi chercher à les étendre, et placer ces jeunes enfants dans la position d'une momie. La voix de J.-J. Rousseau est assez puissante pour que nous n'ayons rien à dire après lui. Il a débarrassé les enfants de leurs entraves, c'est là un bienfait à ajouter à tous ceux qu'on lui doit.

Cosmétiques.

On donne ce nom aux différentes substances que l'on applique sur la peau, dans des vues de propreté ou de coquetterie. De ce nombre sont les pommades, les teintures, les opiats, les matières colorantes destinées à donner à la peau les couleurs qu'elle n'a pas. L'histoire de ces cosmétiques ne sera pas longue ; elle appartient plutôt à l'art du parfumeur et du coiffeur qu'au médecin. Disons que les seuls cosmétiques dont l'utilité soit démontrée sont les savons et quelques poudres dentifrices. Les premiers, dans lesquels entrent la potasse ou la soude et une huile ont l'avantage de dissoudre facilement cette couche grasse, et les débris d'épiderme déposés à la surface de la peau, et que l'eau seule ne pourrait entraîner. Il faut que le savon dont on se sert soit bien préparé, et ne contienne pas trop de potasse. Quant aux poudres dentifrices, qui ont pour but d'enlever l'enduit qui se forme sur les dents, et de leur donner une éclatante blancheur, elles ne doivent être composées que de quinquina, de poudre de charbon, avec quelques gouttes d'essence. Celles qui sont formées avec la poudre de corail, de sèche, la crême de tartre, les acides hydro-chlorique, citrique, tartrique, les alcoolats aromatiques, et toutes les essences de cochléaria, de quinquina, attaquent l'émail, rendent les dents cassantes, et irritent les gencives.

Des bains.

Les peuples anciens avaient une si grande estime pour les bains, qu'ils les consacraient à leurs dieux, et à Hercule en particulier, voulant faire entendre qu'ils donnaient la force et la santé. Ils avaient de vastes établissements publics, où l'on pouvait, dans toutes les saisons de l'année, venir prendre des bains. Les ruines qui subsistent encore aujourd'hui prouvent combien ils déployaient de luxe dans leur construction. Chez les peuples modernes, on commence à comprendre tous les avantages que procurent les bains.

Les effets des bains dépendent : 1° de la température ; 2° du mouvement de l'eau ; 3° enfin de l'exercice que l'on y prend. Le bain tiède est celui dont l'eau est de 24° à 30° + 0 cent. Les bains chauds, ceux qui dépassent 30° + 0 cent. Les bains frais, ceux qui sont entre 18° et 24° cent. ; les bains froids, de 12° à 18° cent.

Bains froids. Quand on se plonge dans de l'eau à 14° + 0, on éprouve d'abord un frisson accompagné de cette contraction de la peau, qu'on nomme *chair de poule ;* la peau devient pâle, surtout à la figure, aux lèvres; le corps diminue de volume, à proportion des degrés de froid ; la respiration et la circulation se ralentissent, se font irrégulièrement, puis s'accélèrent. La transpiration est aussi faible que possible, mais continue à avoir lieu; il survient des crampes. Ces phénomènes, qui marquent le premier temps du bain froid, annoncent que le sang est refoulé de la circonférence au centre. Ils sont bientôt remplacés par ceux du second temps; la peau rougit par place, la circulation et la respiration s'accélèrent ; mais si l'individu est d'une constitution faible, et s'il n'a pas la force de réagir, alors ses fonctions se ralentissent, la chaleur baisse; le frisson et le tremblement surviennent. Il faut alors qu'il se retire du bain ; car il pourrait en éprouver quelques accidents.

Le bain froid a l'avantage d'endurcir le corps, de l'habituer à supporter facilement les variations de température. Il émousse un peu la sensibilité, comme on le voit chez les peuples du Nord; il augmente l'épaisseur de la peau, donne de l'énergie aux muscles, et de la force à tous les organes intérieurs. Les digestions sont plus actives, la transpiration plus abondante, la respiration plus large. La meilleure manière de le prendre est de se précipiter, d'un seul temps, dans l'eau lorsque le corps n'est plus en sueur, de se livrer à la natation et à des mouvements qui permettent à la chaleur de se développer, et au corps de résister au froid. Le bain pris dans la rivière ou la mer est le seul qui offre de l'utilité, puisqu'il réunit les avantages que procurent l'eau et l'exercice musculaire.

Il existe un précepte très-ancien, qui dit qu'un corps bien constitué ne doit pas être lavé à l'eau froide, tant qu'il est dans le progrès de son accroissement. Cette maxime est trop exclusive, et ne peut s'appliquer ni à la seconde enfance, ni à la puberté. Elle convient parfaitement à l'enfant jusque dans la deuxième année, et surtout peu de temps après sa naissance. Comment pourrait-il résister à une épreuve aussi redoutable, lui dont les sources de la chaleur sont encore trop faibles, et qui a besoin qu'un calorique artificiel soit fourni à son corps. On a dit que des enfants qui avaient été baignés ainsi, à l'eau froide, étaient devenus très-robustes. Nous ne doutons pas qu'il n'en soit ainsi; ce sont les plus vigoureux qui survivent. Le bain froid est une espèce de mont Taygète, d'où ne sortent que les enfants robustes et bien conformés. Du reste, on ne peut rien prescrire d'absolu en ce qui concerne l'usage des bains pour les enfants; on se guidera particulièrement sur leurs forces, et on les habituera graduellement à se baigner dans l'eau froide. Passé l'âge de huit ans, les bains froids, de rivières, pendant l'été, produisent les plus heureux résultats.

Bains tièdes. On doit y éprouver à peine une sensation légère, puisque la température de l'eau est à peu près celle du corps. La circulation et la respiration s'accélèrent à peine dans le début, bientôt elles deviennent tranquilles, et même se ralentissent. La peau est plus flexible, plus souple, son épiderme se ramollit; l'on ressent un bien-être général qui est surtout sensible lorsqu'on a enduré quelque fatigue. L'effet le plus constant des bains tièdes est de calmer, de relâcher le solide vivant. Mais, autant il agit favorablement quand on n'en fait pas abus, autant il devient nuisible quand on en use avec excès. Le corps perd sa force et son énergie, les digestions se dérangent; on devient incapable de se livrer à un exercice un peu prolongé; la peau reste sensible au froid, les moindres variations de température causent des maladies.

Ces effets sont plus marqués encore si le bain est très-chaud. La sueur coule abondamment; les organes s'affaiblissent, et, loin de trouver du soulagement, on contracte une prédisposition fâcheuse à ressentir les effets du froid.

Le bain d'étuve, ou de vapeur, offre moins d'avantage à l'homme en santé, que les autres espèces de bain. Il est peu en usage parmi nous. Les peuples du nord et du midi le prennent avant le bain tiède et le bain froid. Il détermine une sueur abondante et peut être utile aux personnes atteintes de douleurs rhumatismales dans les muscles ou les jointures. L'étuve peut être *sèche* ou *humide*, c'est-à-dire que l'air échauffé est privé ou non de vapeur d'eau. Celle-ci (bain de vapeur humide), cause une impression de chaleur plus marquée que l'étuve sèche, parce que la vapeur d'eau conduisant mieux le calorique, le cède plus rapidement au corps sur lequel elle s'applique. Les pertes que l'on y fait par la transpiration sont beaucoup plus grandes que dans l'étuve sèche. L'eau conduisant encore mieux le calorique que la vapeur d'eau, agit avec plus d'activité que le bain de vapeur humide. On a calculé qu'un bain d'eau chaude à 45° + 0 cent. agit comme une étuve sèche chauffée à 128° + 0 cent., et comme une étuve humide dont la chaleur est portée à 75° + 0 cent.

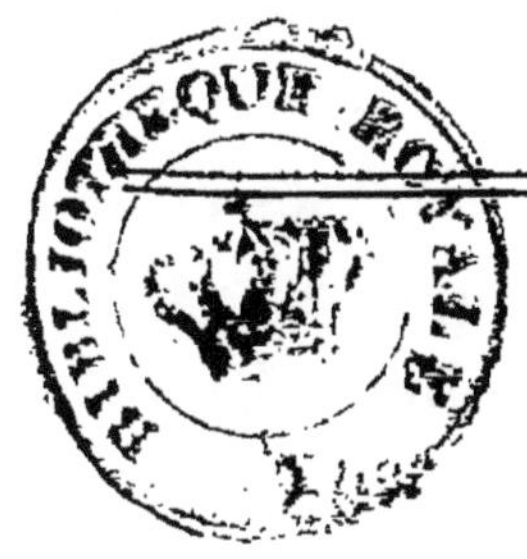

CHAPITRE III.

DES ALIMENTS ET DE L'ALIMENTATION.

Des aliments en général. On donne le nom d'aliment à toutes les substances de nature végétale ou animale qui, introduites dans l'estomac et les intestins, sont susceptibles d'y éprouver l'élaboration digestive et de servir à la nutrition. Les aliments qui nourrissent le mieux sont les substances de nature animale, comme la chair et les diverses parties des animaux. Ils exigent de la part de l'estomac un travail plus long, et de plus grands efforts que les végétaux; ils y restent aussi plus longtemps et sont rejetés moins promptement au dehors; de telle sorte que si l'on se nourrit exclusivement de légumes ou de fruits, ces aliments parcourront toute la longueur de l'intestin et seront expulsés avec plus de rapidité que les viandes. Le temps qu'il faut à un aliment pour être digéré est d'autant plus long qu'il renferme plus de matière nutritive, et qu'il possède une dureté plus grande. On peut donc juger de la quantité de matière nutritive contenue dans un aliment par les diverses circonstances que nous venons de signaler. La substance alimentaire est d'autant plus méconnaissable qu'elle a été soumise à un travail digestif plus prolongé; elle est absorbée dans sa presque totalité lorsque l'appétit est très-vif et que l'abstinence a eu lieu pendant quelque temps. Elle laisse très-peu de résidu chez les convalescents, lorsqu'ils commencent à prendre de la nourriture et quand ils ont été soumis longtemps à la diète. Les assaisonnements, les épices, rendent la digestion plus prompte, mais fatiguent l'estomac. Les effets qui résultent pour la santé de la nourriture animale, végétale, lactée, sont trop différents pour être confondus dans la même description. Il ne faut pas que l'homme use de l'une d'elle à l'exclusion des autres, car sa santé en souffrirait; ces trois espèces d'aliments doivent concourir à sa nourriture.

A. *Nourriture animale.* Les aliments qui la composent renferment de la fibrine, de la gélatine, de l'albumine, de l'osmazôme, des corps gras.

La *fibrine* est un principe immédiat des animaux, qui constitue la chair musculaire, la viande proprement dite, dans sa presque totalité. Les animaux sauvages (chevreuil, lièvre, perdrix, faisans, cailles, etc.) et adultes, ont une fibrine plus dure et plus nourrissante que les animaux jeunes (veau, agneau) et élevés dans l'esclavage (poulet). Ces derniers contiennent moins de fibrine mais plus d'albumine.

La *gélatine* est un autre principe immédiat des animaux, qui entre comme élément principal dans leur organisation. Elle forme en grande partie les os, d'où on l'extrait par une ébullition prolongée et à l'aide de la vapeur d'eau. La gélatine et les substances qui en sont formées (jeunes poulets, veau, agneau) nourrissent moins que la fibrine et les viandes riches en ce principe. Les bouillons que l'on prépare exclusivement avec la gélatine conviennent aux personnes dont l'estomac délicat ne pourrait supporter un bouillon trop chargé de matière nutritive. La chair des poissons est constituée par la fibrine et la gélatine ; celle-ci y est en plus forte proportion. Quelques-uns ont cependant une chair tout aussi compacte que celle du bœuf et du mouton, tels sont : le saumon, le turbot, l'alose, l'esturgeon, le thon, l'anguille, etc.

L'osmazôme est un liquide aromatique qui se présente sous la forme d'un extrait rougeâtre, d'une odeur agréable, d'une saveur chaude et piquante; les gelées de viande en sont formées presque entièrement. Il nourrit beaucoup et se retrouve particulièrement dans les viandes très-fibrineuses et chez les oiseaux que l'on tue à la chasse (faisans, bécasses, perdrix). En général on pourra prononcer qu'un aliment est très-réparateur lorsqu'il contiendra beaucoup de fibrine, d'osmazôme et de gélatine.

L'albumine est cette substance qui forme le blanc de l'œuf; elle existe en grande proportion chez les jeunes animaux, où elle est unie à une très-grande quantité de fluide aqueux et a très-peu d'osmazôme. Elle est d'une digestion assez facile quand elle est crue; comme dans l'huître, l'œuf frais.

Effets de la diète animale. Elle développe le tempérament sanguin, augmente l'énergie de tous les appareils et spécialement de la digestion et de la circulation. Les matériaux nombreux qui entrent sans cesse dans le sang, donnent à ce liquide des qualités stimulantes et en accroissent l'activité. Aussi voit-on, chez les hommes soumis à cette alimentation, le cœur et les artères battre avec force, les vaisseaux se dessiner sous la peau, la température du corps s'élever, les muscles prendre plus de volume et une grande énergie, la sueur devenir plus abondante ainsi que les autres matières rejetées au dehors, le tissu cellulaire des membres et de tout le corps se charger de graisse. Le cerveau est comme engourdi ; il est inhabile à exécuter ses fonctions qui languissent ; tout travail d'esprit est fatiguant. Les instincts semblent prédominer sur les sentiments et les facultés de haute intelligence. Cette nourriture doit alterner avec la diète végétale ; elle serait très-nuisible à l'enfant, mais elle peut être utile à l'homme qui a besoin de se livrer à de grands efforts musculaires et qui ne s'occupe pas de travaux intellectuels ; elle est encore utile aux peuples du Nord et à ceux qui vivent au milieu d'un froid rigoureux.

B. *Nourriture végétale.* Les principes immédiats qui entrent le plus ordinairement dans la composition des végétaux servant à la nourriture de l'homme, sont : la fécule unie ou non au gluten (blé, froment, riz, maïs, pommes-de-terre, légumes, pois, haricot, lentille) ; le sucre ; le mucilage que l'on retrouve dans la plupart des légumes frais, comme les carottes, les navets, les oignons, les salsifis, les pois verts, la canne à sucre, la betterave, etc. ; la gomme ; les acides végétaux contenus dans la plupart des fruits (raisins, groseilles, poires, pommes), composés d'eau, de mucilage, de sucre et d'acide citrique, malique, pectique, acétique; les huiles végétales douces (olives) ou aromatiques (cresson, radis, raifort, choux).

Les principes les plus nutritifs sont, la fécule et les farines contenant du gluten (pain de froment, de seigle). Ils sont digérés avec une grande rapidité, fatiguent peu l'estomac, et laissent peu de résidu. Dans la plupart des végétaux qui servent à notre nourriture, il y a une partie inattaquable et qui, ne pouvant être absorbée, forme la plus grande partie des matières excrémentitielles. Certaines plantes, les salsifis, l'oseille, la chicorée, les champignons, renferment une grande proportion de cette fibre végétale qui constitue la charpente des plantes. On la désigne sous le nom de ligneux (ou bois); elle résiste à l'action digestive des intestins.

Effets de la diète végétale. Ils sont tout-à-fait contraires à ceux déterminés par la nourriture animale. On les observe à un degré marqué chez certaines castes de l'Inde, qui vivent exclusivement de végétaux. La circulation est ralentie, la chaleur du corps moins élevée, la sécrétion urinaire se fait avec une certaine activité, en raison de la grande quantité d'eau que renferment les aliments de cette nature; mais les urines ont une odeur moins forte, moins ammoniacale. La contraction musculaire n'a pas autant d'énergie ; par contre, les actes de l'intelligence sont plus libres, les passions moins violentes. Il règne une douceur remarquable chez les religieux qui vivent exclusivement de fruits et de végétaux; lorsque cette nourriture est trop longtemps prolongée, l'estomac devient incapable de digérer des substances de nature animale ; les moindres quantités de viandes ou de boisson vineuse produisent une excitation très-forte. Elle offre des avantages aux peuples des pays chauds, aux personnes délicates, à celles qui digèrent lentement et avec peine, encore faut-il qu'elle soit associée à la nourriture animale.

C. *Diète lactée.* Le lait et ses préparations (beurre, fromage, etc.) forment, en grande partie, la nourriture de certains peuples pasteurs et de l'homme, dans les premiers temps de sa vie. Il est composé : 1° d'une partie solide ; 2° d'une autre, liquide, qui tient en suspension la première. Celle qui est solide comprend, le beurre, le caseum ou fromage et la crême, qui n'est que du beurre et du caseum mêlés à du serum. La partie liquide est le serum ou petit-lait qui renferme une forte proportion d'eau, de sucre, de lait et différents sels. La partie nutritive du lait est le beurre, le caseum et le sucre. Le lait de femme est celui qui convient le mieux au jeune enfant, parce qu'il contient plus de sucre et de crême que les autres et moins de serum, et qu'il est plus en rapport, par sa composition chimique, avec la délicatesse de ses organes.

Quelques circonstances qu'il importe de connaître font varier sa composition. La nourriture des bestiaux exerce surtout une grande influence. Les vaches qui fournissent le lait le plus riche en principes nutritifs, sont celles que l'on nourrit avec de la betterave ; viennent ensuite, suivant leur propriété nutritive, la luzerne, l'avoine, la pomme-de-terre, la carotte (M. Peligot). Le poids du lait est d'autant plus considérable que les matières solides sont en proportion plus forte. Le lait que l'on tire le premier est le plus pauvre, et contient beaucoup de serum. Celui que fournissent les vaches nourries avec des fourrages secs, et vivant dans une étable obscure et mal aérée, d'où elles ne sortent jamais pour aller dans les pâturages, est séreux, très-pauvre en principes alibiles, et contient une forte proportion de phosphate de chaux (M. Labillardière).

Les effets de la diète lactée sont à peu près les mêmes que ceux de la diète végétale. Elle paraît favoriser le développement des vers que l'on rencontre si fréquemment chez les jeunes sujets. Elle doit être proscrite chez les enfants qui ont la peau blafarde, les tissus bouffis et qui présentent les attributs de la constitution lymphatique. Elle devrait l'être à plus forte raison, si l'on remarquait chez eux le gonflement des glandes du cou, la tuméfaction du ventre, ou quelques signes de maladie scrofuleuse.

Des boissons.

Les boissons dont on fait le plus usage dans les contrées froides et tempérées, sont celles qui résultent de la fermentation d'une matière sucrée. Il suffit qu'une substance contienne en proportion notable de l'eau, du sucre et du ferment, et qu'elle soit soumise à une température de + 15°. cent. pour fournir un liquide d'une saveur chaude, d'une odeur aromatique, que l'on connaît sous le nom d'esprit-de-vin, d'alcool. Le raisin soumis à la fermentation donne naissance au vin ; les pommes, les poires, au cidre ; la canne à sucre, au rhum ; l'orge, à la bière; l'orge, le seigle, les pommes-de-terre, les prunelles sauvages, au whiskei (Écosse, Irlande, midi de la France); le sucre du bouleau, au vin de ce nom (Norwège et nord de l'Europe) ; le miel fermenté, à l'hydromel ; le lait de vache, à l'airen (Tartarie), etc. Chaque peuple utilise le fruit, les sucs des arbres ou les autres liquides qui se trouvent à sa disposition.

Les boissons vineuses et alcooliques, introduites dans l'estomac, y causent une chaleur assez grande; les personnes qui n'y sont pas habituées en ressentent l'action pendant longtemps. Elles excitent la digestion, la rendent plus facile lorqu'elles sont prises en quantité modérée; mais si on en fait un usage excessif, l'effet de ces boissons ne reste plus limité à l'estomac ; celles-ci passent dans la circulation et vont stimuler tous les organes. Le cerveau devient incapable de se livrer à ses fonctions ; si l'intelligence est plus vive lorsque les doses de vin ou d'eau-de-vie sont faibles, elle languit et même s'anéantit complètement lorsque le sujet est dans un état d'ivresse. La funeste habitude de boire des liqueurs fortes amène l'apoplexie, l'imbécillité, l'idiotisme, la folie, les maladies de l'estomac, du foie ; elle pousse souvent l'homme à se débarrasser d'une existence déshonorante. On a aussi remarqué que les sujets qui se livrent à cette funeste passion contractaient plus facilement que d'autres les maladies épidémiques et contagieuses.

Règle de diététique. Pour que l'homme conserve sa santé, il faut que la quantité des aliments soit proportionné à la dépense qu'il fait. Dans le jeune âge, le corps ayant besoin, pour se développer, d'une nutrition très-active, la quantité des substances alimentaires est considérable et dépasse les pertes ; aussi tous les tissus s'accroissent-ils en longueur et en largeur. Plus tard l'équilibre s'établit, l'âge viril nous présente un juste rapport entre les acquisitions et les pertes. Mais trop souvent la santé se dérange parce que la réplétion survient. Les hommes qui présentent cet état vivent habituellement de viandes fibrineuses, assaisonnées d'épices, boivent beaucoup de vin, et tandis que leur sang circule avec rapidité, qu'il devient riche en fibrine, que le système musculaire prend une énergie inusitée ; en un mot, tandis que tous les tissus s'enrichissent, ces hommes favorisent cette tendance à la réplétion, en obéissant au penchant qui les porte à garder le repos, à dormir longtemps, à laisser oisifs les organes de l'intelligence et du mouvement. Cependant s'ils ne veulent pas être atteints de maladies graves, il faut qu'ils se hâtent de fatiguer leurs muscles, par de longues courses, par la promenade, qu'ils diminuent la quantité de leurs aliments, qu'ils fassent usage de boissons aqueuses, aiguisées avec les sucs d'orange, de citron, de groseille, qu'ils se fassent transpirer abondamment; et si les effets de la pléthore ne disparaissent pas, qu'ils observent la diète et qu'ils retranchent de leurs repas les viandes et le vin pur.

Il est impossible de poser des règles de diététique générale, qui puissent s'appliquer à tous les hommes, à tous les âges. Cependant il sera facile à chacun de diriger, d'une manière convenable, le régime qu'il doit suivre, s'il veut bien se rappeler que les aliments sont destinés, dans le premier âge, à accroître le corps, et dans les âges suivants à lui conserver la force qu'il a acquise; que l'appétit ne doit jamais être satisfait entièrement; que les substances servant à l'alimentation doivent être choisies dans le règne végétal et animal, plus dans ce dernier que dans le premier si l'homme exerce une profession rude et s'il fait une grande dépense; que leur quantité doit-être diminuée dès qu'il aperçoit les signes de la pléthore, et pendant la saison chaude; que les boissons vineuses doivent être coupées avec de l'eau; que les liqueurs fortes sont toujours nuisibles et que lors même qu'elles paraissent donner de la force, cette heureuse influence n'est que momentanée, il faudra plus tard en augmenter incessamment les doses; enfin que les hommes qui se livrent à des travaux de cabinet doivent être plus sobres que les autres, parce que le repos das muscles et l'activité cérébrale nuisent à la digestion et l'empêchent même de s'accomplir. Quelques doses de café sont d'une grande utilité, lorsque l'estomac n'est point malade.

CHAPITRE IV.

MODIFICATIONS QUI RÉSULTENT DE L'EXERCICE DE CERTAINES FONCTIONS ; LEUR INFLUENCE SUR LA SANTÉ.

Des fonctions cérébrales.

Le cerveau avec ses dépendances, la moelle épinière et les nerfs, est un des organes les plus actifs et les plus influents de toute l'économie. A peine l'enfant est-il entré dans la vie, que ses sens extérieurs, tenus sans cesse en éveil par l'impression variée des corps divers qui l'environnent, commencent à envoyer au cerveau les sensations qui sont la source de toutes ses connaissances. Disons-donc quelques mots de l'éducation qu'il convient de donner aux sens.

Sens externes. Leur éducation.

La surface de la peau se trouve constamment en rapport médiat ou immédiat avec le monde extérieur. La chaleur, la lumière, l'odeur, la saveur des corps, leur forme, leur composition chimique ou physique, les mouvements vibratoires imprimés à leurs molécules et tous les changements qui arrivent dans l'arrangement de leurs molécules, sont appréciés tout aussitôt par l'enveloppe qui couvre la surface du corps. Cette enveloppe est admirablement disposée pour percevoir les propriétés de la matière, et se modifie dans sa structure pour mieux s'adapter à chacune d'elle. Doit-elle nous accuser la couleur d'un corps, elle affecte cette organisation si délicate qui constitue l'œil? Doit-elle sentir les molécules odorantes, elle se dispose en une cavité anfractueuse, tapissée d'une membrane et de filets nerveux (narines)? Nous la voyons encore prendre une autre forme lorsqu'elle doit dissoudre les corps, afin d'en connaître la saveur (langue). S'il faut qu'elle apprécie les vibrations, les ondes sonores qui s'échappent de la matière, elle se creuse en une cavité qui réunit les sons pour les transmettre au cerveau (oreille). C'est ainsi que chaque modification dans le monde extérieur détermine très-exactement une modification correspondante dans la fibre organisée. Comment pourrait-il en être autrement, puisque l'homme est destiné à vivre dans une dépendance continuelle de la nature entière?

Les sens externes qui résident tous à la surface cutanée reçoivent des corps extérieurs l'impression ou stimulation qui les met en jeu. Il en résulte une sensation; elle nous donnera l'idée de couleur, si le stimulant est un rayon lumineux; une sensation d'odeur, si c'est une molécule odorante qui a agi sur le corps, etc. Toujours il faut une cause, un stimulant pour produire la sensation. Celle-ci doit donc nous avertir d'une manière certaine de ce qui se passe autour de nous, puisqu'elle n'existe que par cela même qu'une cause extérieure lui a donné naissance. On voit sur-le-champ que la plus grande partie de nos idées procède de cette source. C'est à perfectionner ses sens, à en rendre l'exercice plus précis, que l'homme doit tendre sans cesse. S'en suit-il que nos sens ne nous trompent jamais? Quelle que soit la réponse que l'on fasse à cette question, personne ne contestera la nécessité absolue où nous sommes de donner à cette source féconde de l'intelligence le plus d'activité et la meilleure direction possibles. Combien d'erreurs, de préjugés nuisibles ne prennent-ils pas leur origine dans la mauvaise éducation de nos sens. L'homme chargé de diriger l'enfant doit donc veiller sans cesse à rectifier les erreurs qui naissent, non de la sensation elle-même, mais de l'appréciation fausse qui en est faite par le cerveau. Il lui apprendra à se servir convenablement de ses sensations ; il l'empêchera surtout de tirer des conclusions trop hâtives d'observations encore incomplètes ; car c'est là un écueil sur lequel viennent échouer bien des intelligences, même supérieures. On les voit, trop confiantes en leur propre force, créer des images avant d'avoir rassemblé toutes celles qui peuvent leur venir par les sens. L'homme tombe alors dans des erreurs funestes qui influent puissamment sur toutes ses actions. Au lieu de se reposer ainsi sur son intelligence, et de se croire assez instruit de tous les phénomènes qui se passent autour de lui, au lieu de vouloir supposer et inventer ceux qu'il n'a pas encore vus, il devrait attendre patiemment que tous se fussent successivement déroulés à ses yeux. Disons donc que l'homme le moins sujet à l'erreur, celui qui rend le plus de service aux autres et à lui-même est celui qui, adonné à l'exercice continu de ses sens, à l'observation des phénomènes du monde extérieur, en examine attentivement toutes les parties avant de porter un jugement. Les hommes qui ont marqué dans les sciences et qui en ont reculé très-loin les limites, sont ceux qui ont accordé la part la plus large à l'exercice des sens. Il est bien entendu que, sans un cerveau bien organisé, sans les organes de la comparaison et de la causalité, le meilleur observateur serait incapable d'utiliser les faits qu'il a rassemblés.

Ces considérations doivent être sans cesse présentes à l'esprit de ceux qui président à l'éducation de la jeunesse. L'enfant passe les dix premières années de sa vie dans une observation continuelle; tous ses sens sont appliqués à diverses reprises sur les corps qui l'environnent. On a dit avec juste raison qu'il apprenait plus à cette époque de la vie que durant le reste de son existence. Néanmoins le travail assidu auquel il se livre le fatigue trop souvent, une certaine paresse le porte à se reposer et à émettre des jugements anticipés. Le maître doit réprimer sévèrement une pareille tendance, qui n'aboutirait à rien moins qu'à faire de l'élève un bavard ignorant, qui parlerait de choses qu'il ne connaîtrait pas. Aussi, J.-J. Rousseau nous montre le maître uniquement occupé à diriger les sens de son élève, à rectifier ses erreurs, à lui montrer quelles en sont les conséquences, et combien elles portent préjudice à lui et aux autres. Qu'on s'abstienne surtout de raisonnement, car l'enfant, vous entendant raisonner, raisonnera à son tour, et Dieu sait quels seront alors les discours de ce petit docteur. Parlez à ses sens, conduisez-les habilement, faites qu'il amasse de nombreux matériaux et vous aurez donné à l'enfant la meilleure éducation qu'il puisse recevoir; plus tard vous lui apprendrez à se servir de ces documents qu'il a rassemblés avec patience.

Sensations internes.

Une autre série de sensations, que possède l'homme dès sa naissance, comprend les *sensations internes*. La faim, la soif, le besoin de respirer, de rejeter au-dehors les matières qui ont servi à la nutrition, sont des impressions involontaires que nous ne pouvons réprimer, et auxquelles nous sommes contraints d'obéir. Elles résident dans les viscères, tels que l'estomac, le poumon, les intestins, le cœur. Leur éducation est impossible, et, d'ailleurs, ces sensations n'en ont pas besoin, puisqu'elles ne nous trompent jamais, excepté dans le cas de maladie. Si, par exemple, la faim ou la soif viennent à se manifester, on peut être sûr que ce besoin de l'économie est bien réel et doit être satisfait.

Les deux ordres de sensations que nous venons de passer en revue aboutissent en dernier lieu au cerveau. On doit le considérer comme un organe central, sur lequel viennent se réfléchir toutes les stimulations extérieures et intérieures; mais il devient à son tour un centre d'action d'où partent sans cesse les stimulations qui modifient d'une manière si puissante la santé. Au nombre des actes qui émanent du cerveau, on doit placer 1° les instincts ou penchants; 2° les sentiments; 3° les facultés intellectuelles, perceptives; 4° les réflectives. Bien que ces quatre ordres de facultés cérébrales aient été attaqués par un certain nombre de philosophes, elles offrent sous le point de vue de l'hygiène des déductions trop importantes pour que nous les rejetions.

Penchants.

Ils assurent l'existence de l'homme considéré comme individu et comme espèce. L'instinct de la reproduction empêche son espèce de s'éteindre, la philogéniture lui enseigne à élever ses enfants; le penchant à combattre, enfermé dans de justes limites, le porte à veiller à sa propre conservation; celui d'acquérir a aussi un but moral, puisqu'il lui apprend à conserver le bien nécessaire à sa subsistance, etc. Ces penchants, quoiqu'indispensables à l'harmonie des choses, dépassent chez quelques individus la mesure qu'ils devraient avoir. Le penchant à acquérir ne devient-il pas trop souvent avarice? l'instinct de la défense une arme de destruction et d'attaque? L'amour des enfants, si louable quand il n'est pas poussé trop loin, n'influe-t-il pas d'une manière fâcheuse sur toutes les actions de certains individus? Qu'on n'oublie pas cette grande maxime qui domine toute l'hygiène des facultés intellectuelles : tout développement exagéré d'une des quatre espèces de facultés intellectuelles que nous avons établies trouble nécessairement la santé, puisque l'énergie d'un organe semble lui attirer la part d'action dévolue aux autres et que dès lors ceux-ci doivent languir. Il en est, à plus forte raison, de même des penchants qui ont besoin d'être convenablement dirigés dès l'enfance, si on ne veut pas les voir plus tard prendre un développement qui produirait des actions criminelles et qui, lors même qu'ils sont réprimés par la volonté, n'en sont pas moins préjudiciables à la santé. Le précepteur doit donc surveiller de très-bonne heure les penchants ou instincts, en laisser paraître ce qui est nécessaire pour que l'enfant soit plus tard un homme complet. Cette surveillance est d'autant plus difficile, que l'enfant prend déjà tous les soins imaginables pour les dissimuler aux yeux de ses parents ou de ses maîtres.

Sentiments.

Les sentiments sont d'un ordre plus relevé que les penchants. Ceux-ci avaient pour but la conservation de l'homme comme individu et comme espèce, ceux-là concourent surtout à l'établissement de l'homme en état de société. L'estime de soi, l'amour de l'approbation, la circonspection, la bienveillance, la vénération, la fermeté, la justice, l'espérance, sont des sentiments qui ont besoin, comme les instincts, d'être convenablement dirigés. C'est ainsi que vous devez réprimer l'estime de soi, l'approbativité, la circonspection lorsqu'elles sont portées trop loin. Si l'éducation n'a pas heureusement modifié le premier de ces sentiments, on voit naître l'envie, la vanité, et cet orgueil blâmable qui ne part pas d'une juste appréciation de nos forces. L'humilité est le défaut de cette faculté ; aussi les ambitieux ont-ils la précaution de prêcher l'humilité qui rend plus facile l'exécution de leurs desseins. Ce sentiment devient la cause de grandes actions, quand il est soutenu par de hautes facultés cérébrales. Ce que nous disons là peut s'appliquer à tous les autres sentiments, à l'amour de la justice par exemple, avec cette différence que l'on peut toujours le laisser se développer librement; s'il manque, au contraire, il faut tâcher de le faire naître par tous les moyens possibles.

Voici comment on peut réprimer les penchants ou les sentiments pervers, et développer ceux qui sont utiles à l'homme. Il faut partir de cette loi fondamentale, savoir que tous les penchants et les sentiments sont nécessaires, autrement la nature ne les aurait pas donnés à l'homme; mais ils doivent être contenus dans de certaines bornes; si l'un d'eux vient à prédominer, la vénération, par exemple, ce penchant qui nous porte à adresser nos hommages à d'autres hommes et à nous humilier devant eux, on cherchera à le réprimer à l'aide des penchants contraires, des antagonistes. Dans ce cas on tâchera de développer l'estime de soi, la circonspection, dont les effets sont tout opposés. Si, au contraire, on voulait faire naître le sentiment de la vénération, on rabaisserait l'estime de soi, l'approbativité, la circonspection, et on ferait parler la bienveillance, l'amitié, l'amour du merveilleux. Ces exemples suffiront pour montrer comment on peut de bonne heure, chez l'enfant et l'adulte, et même plus tard chez l'homme fait, modifier les facultés cérébrales mauvaises. Il n'existe pas d'autres moyens que ceux-là ; les ouvrages nombreux où les moralistes ont consigné leurs préceptes sur cette matière n'en contiennent pas d'autres que ceux que nous venons de formuler en une règle plus générale et plus facile à saisir.

Facultés intellectuelles perceptives.

Ce sont celles qui nous font apprécier les propriétés des corps. L'œil est bien destiné à découvrir la coloration de la matière, l'oreille les ondes sonores, etc.; mais il faut que le cerveau juge et analyse les sensations qui ont été produites dans ces organes ; à lui seul appartient la faculté de percevoir. Les organes que nous venons de nommer reçoivent l'impression ; les cordons conducteurs que l'on nomme les nerfs transmettent l'impression jusqu'au cerveau, celui-ci nous donne seul la conscience de ce qui s'est passé au-dehors. C'est encore lui qui reçoit les sensations internes qui ont pris naissance dans les viscères du ventre et de la poitrine. Le cerveau, après avoir comparé entre elles et analysé les sensations, détermine une série d'actions exécutées par les organes du mouvement, les muscles et les os qui sont sous l'empire de la volonté.

Cette influence du cerveau ne se borne pas seulement au système musculaire, elle s'étend à tous les organes intérieurs. On voit les fonctions digestives se troubler, des vomissements survenir, une teinte jaune se répandre sur toute la peau, le cœur battre avec force, lorsque quelques grandes passions comme la joie, la colère, le chagrin viennent à se manifester. Les facultés intellectuelles, envisagées comme modificateurs de la santé, occupent, sans aucun doute, le premier rang parmi tous les autres, surtout chez l'homme vivant en société et sous l'empire des passions continuelles qui le dominent. C'est dans les premiers temps de la vie que les perturbations qu'elles apportent sont funestes à la santé. Ne les voyons-nous pas alors se traduire dans le corps de l'enfant par des maladies qui altèrent profondément sa constitution.

CHAPITRE V.

De l'exercice musculaire et de son influence sur la santé.

On donne le nom de gymnastique à cette branche de l'hygiène qui traite des différentes espèces d'exercice. L'art de la gymnastique, qui était cultivée avec tant de soin par les nations anciennes, a été trop négligée par les modernes. Cependant on a compris de nos jours les services qu'elle peut rendre dans le jeune âge, et il n'est pas aujourd'hui un seul établissement consacré à l'éducation de la jeunesse où l'on ne trouve un gymnase.

L'exercice est un ensemble de mouvements imprimés au corps par la contraction des muscles ou par un corps mis en mouvement. Les premiers sont les *exercices actifs*, tels que la marche, le saut, la promenade, la danse; les seconds sont appelés *passifs*, parce que le mouvement leur est communiqué (exercice de la voiture, navigation); il en est d'autres que l'on nomme *exercice mixte*, comme celui de l'équitation.

Des exercices actifs.

Platon partageait la gymnastique en trois grandes divisions qui méritent d'être conservées. 1° L'*orchestrique* était formée de la danse et de toutes les espèces qui ne s'élevaient pas à moins de cent quatre-vingt. La danse étant chez eux une véritable pantomime destinée à rendre les diverses passions et les mouvements de l'âme, on ne doit pas s'étonner de la voir composée de tant d'espèces. 2° La *palestrique*, ou exercice des palestres, se composait de la lutte, du pugilat, de la course, du pancrace, etc. 3° La *sphéristique* était l'exercice qui consistait à jeter des balles, des disques ou d'autres corps.

Effets des exercices actifs. Le principal effet d'un exercice, quel qu'il soit, pourvu qu'il force à contracter un certain nombre de muscles, est d'augmenter sensiblement leur volume et leur énergie. On voit ces effets se produire très-manifestement chez les hommes qui se livrent à une profession manuelle, dont l'exercice exige l'action incessante de certaines parties du corps.

Celui qui porte de lourds fardeaux sur les épaules présente les muscles du tronc, des épaules, du cou et des bras très-développés; chez le danseur, ce seront les muscles qui entourent les hanches et constituent la cuisse et la jambe. Chez l'athlète, tous les muscles du corps étant également exercés, acquerront la même force : les saillies osseuses seront aussi plus marquées.

L'exercice actif excite l'appétit ; lorsque l'estomac contient des aliments, et que le travail digestif s'accomplit, il faut n'user que modérément de l'exercice ; s'il est violent, l'estomac digère mal. On voit même de graves indigestions en être la suite, surtout chez les personnes dont l'estomac est faible. Les Romains gardaient un long repos, bientôt suivi de sommeil, après leur repas du soir (*cœna*), qui était fort copieux. Les personnes qui se mettent immédiatement au travail du cabinet après avoir mangé contrarient la digestion, car toutes les forces venant à se concentrer vers le cerveau, l'estomac se trouve privé de celles qui lui sont nécessaires pour l'exercice de sa fonction.

Dans le moment même des mouvements, la respiration et la circulation s'accélèrent beaucoup, le sang s'accumule dans les organes de la poitrine. Cependant si le poumon n'est pas malade, l'exercice agit favorablement sur la structure de la poitrine. On la voit s'élargir, s'évaser par le haut ; ses mouvements deviennent plus libres et plus énergiques. Ces effets salutaires se remarquent chez les enfants et les jeunes filles dont la poitrine est délicate ; c'est en cela que la gymnastique peut leur rendre de grands services.

L'organe de l'intelligence ne participe pas à l'activité des autres organes. Il languit même sans force et sans énergie lorsque la gymnastique devient l'unique occupation de l'homme. Galien disait que les athlètes ne travaillaient qu'à faire du sang, comme les bêtes, et qu'ils ne connaissaient pas les biens de l'esprit. Plutarque les comparait aux colonnes des gymnases. Les statuaires leur donnaient une petite tête, un front peu élevé.

L'exercice, ayant pour résultat de développer tous les organes qui servent à la nutrition, ceux de la digestion, de la respiration, de la circulation, etc., peut être d'une grande utilité aux personnes sédentaires, qui tiennent toujours en éveil leur intelligence, et qui vivent, pour ainsi dire, presque exclusivement aux dépens de leur système nerveux. Il convient donc aux jeunes gens et aux adultes qui se livrent avec ardeur à l'étude, aux jeunes filles qui, par suite de leur éducation, sont forcées de s'emprisonner dans leurs maisons; aux hommes d'une constitution nerveuse, mélancoliques, épuisés par les veillées et les travaux de cabinet. Qu'ils imitent la sage conduite des anciens, qui ont si bien pratiqué les préceptes de l'hygiène; ils venaient se délasser dans leurs gymnases du soin des affaires publiques. Toutes les sectes de philosophes recommandaient les exercices gymnastiques, et leur accordaient une grande part dans la conservation de la santé.

Les mouvements actifs ne peuvent pas être prescrits à tous les enfants sans distinction. Ceux qui ont déjà une maladie déclarée de poitrine, des hernies, une disposition aux palpitations, doivent s'en abstenir. Toutefois il ne faut pas croire que l'exercice doive être défendu aux enfants délicats, qui seraient même menacés de maladies de poitrine ou rachitiques. On a cité un grand nombre d'observations qui prouvent que les enfants placés dans ces conditions retirent non seulement des avantages incontestables pour leur santé, mais qu'ils finissent même par se guérir entièrement de leur affection. Les déviations des membres, les difformités de la taille ont même été traitées par des moyens empruntés à la gymnastique; on en a obtenu de forts bons résultats.

Les exercices actifs les plus usités sont : la marche, dont la longueur doit être mesurée sur les forces de l'individu ; la danse , la course , la chasse, la lutte , la natation , la phonation ou la production de la voix. Nous avons parlé des avantages de la natation , à l'article des bains froids , parce que ses principaux effets dérivent de l'action exercée par la température de l'eau, et par l'eau elle-même. Cependant la contraction musculaire a aussi une grande part dans ces effets.

La parole, pour être nettement articulée, exige une certaine précision dans le jeu des muscles chargés de faire jouer les diverses pièces du larynx. Il y a une éducation pour le larynx , comme pour les autres organes. Lorsque l'on exerce souvent l'appareil vocal , la voix devient plus forte, plus nette , la respiration plus large , les muscles de la poitrine ont plus d'énergie , l'appétit est plus vif. L'action de parler à haute voix est utile après le repas, et accélère la digestion.

La déclamation étant un exercice plus soutenu et qui demande aux muscles de la poitrine et du larynx une certaine énergie, ne pourrait pas convenir aux enfants dont les poumons sont malades. On peut, avec certaines précautions, obtenir d'excellents effets de cet exercice, chez des sujets auxquels il paraissait devoir être nuisible. On a vu la déclamation portée trop loin, comme chez quelques acteurs, produire le crachement du sang et des maladies du larynx.

Exercices passifs.

La promenade en voiture, la navigation, la litière, l'escarpolette, la bague, etc., sont des exercices passifs, puisque le corps ne prend aucune part au mouvement qui lui est imprimé. Ils ralentissent la circulation et la respiration, favorisent le travail digestif et accumulent la graisse dans le tissu cellulaire du corps. Telle est la cause de l'embonpoint de certaines personnes qui vont habituellement en voiture. En résumé, les mouvements passifs donnent du ton sans stimuler, et répartissent, dans tous les organes, les divers fluides qui servent à la nutrition.

Exercices mixtes.

L'équitation exige de l'homme qui s'y livre certains mouvements dans les membres inférieurs et supérieurs. Les muscles du tronc et du dos plus particulièrement, ceux de la partie interne des cuisses, agissent même avec assez de force pour que le cavalier y ressente une certaine fatigue. Il faut d'ailleurs faire la part de cette contraction simultanée et instantanée de tous les muscles, qui est destinée à prévenir les secousses que le cheval imprime au corps. C'est là une nouvelle cause de fatigue. L'exercice du cheval offre plus d'avantages pour la santé que la promenade en voiture.

Du sommeil et de la veille.

Les organes qui composent le corps humain n'ont pas tous la même activité pendant la durée de son existence. Les uns, que l'on retrouve également chez les animaux et les plantes, ne se reposent pas un seul instant, les autres cessent de fonctionner à certains intervalles. Les organes qui, comme le poumon, le cœur, l'intestin, les reins, le foie, etc., servent à la composition et à la décomposition, ne pourraient s'arrêter sans qu'aussitôt la vie ne fut anéantie. Ne faut-il pas, en effet, que le sang circule dans les vaisseaux, que les poumons rougissent le sang qui leur est apporté, que l'intestin introduise incessamment les matériaux nécessaires à la nutrition? D'autres organes, d'autres fonctions peuvent rester oisifs durant un temps fort long, sans que l'existence soit menacée; bien plus, pour que celle-ci se soutienne, il faut qu'ils se reposent. Le cerveau, les muscles sont des viscères dont les fonctions sont intermittentes; celles des autres sont continues. On donne le nom de sommeil à la suspension momentanée de l'action du cerveau et des muscles. Toutefois le sommeil peut exister sans que ces organes restent entièrement inactifs; les rêves, le somnambulisme sont des états de sommeil pendant lesquels le cerveau et les muscles agissent partiellement. Quelquefois l'intelligence acquiert une énergie insolite. Condillac nous apprend qu'il résolvait parfois, pendant son sommeil, des questions délicates de métaphysique.

Le sommeil a pour effet de diminuer et de suspendre momentanément les fonctions du cerveau et des muscles, et d'exciter les autres. C'est ainsi que la respiration, quoique plus lente, devient plus large, le pouls plus fort, plus dur, la digestion plus prompte, la température du corps augmente ainsi que les quantités de sueur. Aussi Hippocrate a-t-il dit que la veille est l'état d'effort du système sensible et locomoteur (cerveaux, nerfs, et muscles); le sommeil un état d'effort de tout le système nutritif (poumon, intestin, cœur, etc.). Cette pensée, aussi juste que profonde, nous donne une idée fort exacte de ces deux états opposés, ainsi que des autres effets que produisent le sommeil. On sait que l'embonpoint est très-marqué chez les individus qui dorment beaucoup.

Il est impossible de limiter la durée du sommeil. Si un homme a dépensé toutes ses forces musculaires dans un exercice fatiguant, il aura besoin de dormir huit à dix heures; il en sera de même si le cerveau, cette source de fluide nerveux, est épuisé. Chez l'enfant, jusque vers la septième année, le sommeil est un besoin. Les femmes, en raison de la forte excitation du système nerveux pendant la veille, doivent se livrer plus longtemps au sommeil. Le vieillard n'étant plus servi par des organes aussi énergiques, répare moins promptement les pertes qu'il fait, aussi son sommeil doit-il être prolongé. L'adulte sain, et exerçant avec modération tous ses organes, ne doit pas dormir plus de sept heures.

Le corps affecte, pendant le sommeil, la position horizontale, les membres sont à demi-fléchis. L'air doit circuler librement dans la chambre à coucher. Jamais les fenêtres ne doivent être ouvertes. Le feu est nécessaire quand il existe de l'humidité. Le lit ne doit pas être trop mou ni trop chaud, surtout pour les jeunes gens. Il faut cependant que les couvertures empêchent le refroidissement auquel le corps est disposé, parce que la faculté de produire la chaleur est moindre. Uu grand nombre de maladies n'ont pas d'autre origine que le froid éprouvé durant le sommeil.

HYGIÈNE SPÉCIALE.

CHAPITRE VII.

MALADIES DE L'ENFANCE.

Nous avons exposé les règles générales de l'hygiène, qui s'appliquent à tous les hommes quels que soient leur âge, leur tempérament, leur constitution, le climat qu'ils habitent, etc. Nous avons même indiqué les nombreuses exceptions que chaque circonstance individuelle peut apporter à la règle générale: mais notre tâche ne serait qu'à moitié remplie si nous ne consacrions pas un chapitre spécial à l'hygiène et aux maladies de l'enfance. N'est-ce pas en effet dans le premier âge que se prépare cette organisation robuste ou chétive, qui exerce une si puissante influence sur la destinée de l'homme? N'est-il pas démontré aujourd'hui que le physique exerce un souverain empire sur le moral et sur toutes nos déterminations intellectuelles? Il faut donc chercher de bonne heure à établir une parfaite harmonie entre ces deux conditions essentielles de notre existence. On ne pourra jamais y parvenir qu'à l'aide d'une hygiène sagement entendue, et lorsque l'on aura rendu vulgaires ses moindres préceptes. C'est sous ce point de vue philosophique que l'hygiène est apparue à Friedlander, lorsqu'il a dit : « L'éducation physique est l'art de favoriser le développement différent dans les divers individus et de perfectionner leurs organes et leurs dispositions, toujours en rapport avec les agents qui nous entourent et avec un état social plus civilisé. »

De l'éducation physique.

Aujourd'hui l'éducation physique ne peut plus être séparée de l'hygiène ; elle n'en est pour ainsi dire qu'un des rameaux les plus féconds. Ces deux sciences mènent en définitive au même but, le progrès social.

A qui l'hygiène peut-elle mieux servir qu'à l'homme appelé par la nature même de sa profession à exercer sur la jeunesse une influence de tous les instants? Nous promettons à ceux qui voudront s'initier à son étude et se pénétrer de son véritable esprit, des succès nombreux dans la carrière de l'éducation. C'est dans le but d'aplanir les difficultés nombreuses qu'ils rencontreraient dans leur route, que nous nous proposons de suivre l'enfant au milieu de toutes les vicissitudes qui l'environnent depuis sa naissance jusqu'à l'âge adulte. C'est à cette époque que l'homme est assiégé par une foule de maladies qui menacent son existence, et dont l'action se fait souvent sentir durant le reste de sa vie.

D'autres considérations rendent encore nécessaire un exposé complet des soins qu'exige l'âge tendre. L'établissement des écoles d'enseignement primaire, en réunissant sous les yeux d'un maître attentif et éclairé un grand nombre d'enfants de tous âges, lui fait un devoir de veiller à la conservation de leur santé. Quel espoir ne doit-on pas fonder sur de tels établissements, qui permettent aux hommes qui les dirigent de donner à la jeune population qui s'élève la force physique et l'énergie morale que nos institutions sociales doivent toujours faire marcher de front!

L'institution des salles d'asile est encore une de ces œuvres de bienfaisance, nous dirons même de prévoyance sociale, qui commande une étude attentive de l'hygiène; car nous ne concevrions pas que les personnes placées à la tête de ces établissements pussent ignorer les préceptes de cette science; aussi est-ce pour elles que nous écrivons.

Nous indiquerons, en parlant de chaque âge, les maladies qui lui sont propres, les moyens de les reconnaître, de les prévenir, et les premiers soins à donner pendant l'absence du médecin. Instruit à l'avance du côté faible et vulnérable de la jeune organisation qui lui est confiée, le maître saura mieux la défendre contre les attaques d'un ennemi dont il prévoit les coups. Toutefois, en signalant les principales affections de l'enfance, notre intention n'est pas d'apprendre à les traiter par des remèdes dont le maniement serait dangereux, mais d'empêcher l'administration de certains médicaments nuisibles, de combattre quelques erreurs accréditées et surtout de tracer les règles du traitement que l'on nomme hygiénique et qui consiste dans l'emploi sage et mesuré de tous les agents que nous avons fait connaître.

Comme l'enfant au moment de sa naissance est confié au médecin, nous ne ferons qu'énumérer rapidement les soins qu'il exige. On le lavera avec de l'eau tiède ou avec une eau savonneuse, quand la peau sera couverte de cet enduit gras qu'il apporte en naissant. Le plus ordinairement il suffit de l'essuyer avec un morceau de toile usée. On lui donnera, en attendant le lait de sa mère ou de sa nourrice, de l'eau tiède sucrée et coupée avec du lait. On s'abstiendra de ces sirops amers et de ces drogues que l'on prescrit trop souvent sans nécessité.

Il est une pratique ridicule contre laquelle on ne saurait trop s'élever. Certaines gens, croyant sans doute que la tête de l'enfant est comme une cire molle que l'on peut pétrir sans inconvénient, prétendent, à l'aide de manipulations exercées sur cet organe, corriger la forme vicieuse qu'ils lui trouvent. Si la tête est en effet mal conformée et que cela dépende du travail de l'accouchement, elle reprendra au bout de peu de jours une forme plus régulière, et toutes les pressions qu'on lui ferait subir seraient inutiles, et pourraient même causer la mort.

C'est communément du dixième au douzième jour que la cicatrisation du nombril est complète. Passé ce temps on peut soutenir le ventre avec une ceinture; mais il n'y a plus à craindre que la cicatrice se rouvre.

Allaitement. La mère doit allaiter elle-même son enfant, à moins que sa santé ne soit trop faible, ou qu'elle ne soit atteinte d'une de ces maladies qui se transmettent comme un funeste héritage, telles que les affections de poitrine, du cœur, le cancer, les humeurs froides, quelques affections cérébrales (épilepsie). Elle pourra encore être dispensée de ce devoir, si sa nourriture est malsaine, insuffisante, si elle habite un endroit mal aéré, humide, ou privé des rayons solaires; placé dans des conditions aussi défavorables, l'enfant contracterait bientôt une affection scrofuleuse; la colonne vertébrale et les membres ne tarderaient pas à se contourner; il vaut mieux alors le confier à une nourrice.

L'allaitement artificiel à l'aide de biberons de diverses espèces que l'on a proposés ne peut pas convenir aux enfants délicats; il exige d'ailleurs une attention minutieuse dont une mère est seule capable. Cependant il devrait être recommandé s'il y avait impossibilité absolue de faire nourrir l'enfant par une nourrice, et si le lait de la mère, trop pauvre en principe nutritif, ne fournissait à l'enfant qu'une alimentation insuffisante. Le lait que l'on emploie, soit à l'époque du sevrage, soit à d'autres époques, doit provenir de vaches qui passent une grande partie de l'année dans les pâturages, et qui ne sont pas enfermées dans des étables étroites et humides, où elles contractent des maladies qui influent sur les qualités de leur lait (*pommelière*). Celui qui est le plus riche en principes solides est le lait des vaches qui se nourrissent de betteraves; la luzerne, l'avoine, les pommes-de-terre, les carottes, quoique donnant un lait d'excellente qualité ; sont inférieures à la betterave. Le lait d'ânesse se rapproche beaucoup du lait de femme par sa composition chimique, son odeur et sa saveur.

Sevrage. Faut-il prolonger l'allaitement jusqu'à l'éruption des vingt premières dents, c'est-à-dire jusque vers la troisième année? Sans doute quelques enfants chétifs et délicats se sont bien trouvés de cette pratique ; mais elle est très-inutile dans la plupart des cas, et d'ailleurs elle fatiguerait trop la mère. Il faut, vers les derniers mois de la première année, donner à l'enfant quelques aliments plus substantiels que le lait, tels que de la soupe, des bouillies, etc. De cette manière on prépare le sevrage, qui doit être amené graduellement et avoir lieu dans les premiers mois de la seconde année. Du reste on ne peut rien établir d'absolu à ce sujet : il n'existe pas d'âge fixe ponr sevrer un enfant. On se règlera sur la force de sa constitution. L'allaitement doit être continué lorsque l'estomac ou les intestins sont incapables de digérer d'autres substances que le lait, et lorsque l'éruption des dents tarde à se faire ou s'accompagne d'accidents.

Maillot Quand on considère la position qu'occupe l'enfant dans le sein de sa mère, et celle qu'il prend d'un manière instinctive après sa naissance, on a droit de s'étonner que les inconvénients du maillot n'aient pas frappé tous les yeux. Rien n'est plus simple que la situation à donner à l'enfant : après avoir couvert sa tête et sa poitrine de ces vêtements connus de tout le monde, on entourera le bas de la poitrine de langes de toile et de laine en quantité suffisante pour lui conserver une chaleur dont il a grand besoin, mais on aura la précaution ; 1° de ne pas serrer ces langes qui exercent sur la poitrine et sur le ventre une compression nuisible ; 2° de laisser libres les membres supérieurs et surtout les membres inférieurs, que l'enfant peut alors remuer et mettre dans la position qui lui est plus naturelle ou plus commode. On a remarqué que les pays où l'on emmaillotte les enfants sont ceux qui présentent le plus de boiteux, de rachitiques, de bossus, tandis qu'on en rencontre très-peu chez les Orientaux et en Amérique. Nous dirons pour résumer ce qu'il importe de savoir sur le maillot, qu'il doit être entièrement proscrit lorsqu'on le compose d'après les règles ordinaires ; que le seul vêtement qui convienne à l'enfant, dans la première année, est l'application d'une étoffe de toile et de laine sur son corps, qui puisse maintenir la chaleur, en même temps qu'elle laisse le plus de liberté possible aux mouvements. La propreté enfin est le meilleur vêtement à cet âge.

L'enfant ne peut pas soutenir sa tête avant six semaines, deux mois, parce que les muscles du cou et la colonne vertébrale sont encore trop faibles pour résister à l'action de la pesanteur qui entraîne la tête en arrière. On doit donc avoir l'attention de la soutenir avec les mains quand on prend l'enfant dans les bras, ou de la faire reposer sur un oreiller. La position couchée est celle qui convient le mieux durant les premiers mois.

Accidents de la dentition. C'est pour avoir mal interprêté les phénomènes naturels, ou par ignorance, que l'on représente la dentition comme une époque terrible, que l'enfant ne traverse jamais sans orage. Comment imaginer en effet que la nature procède toujours d'une manière violente dans ses opérations. Sans doute il est un certain nombre d'accidents qui peuvent être rapportés à l'éruption des dents, mais on les a exagérés en mettant sur le compte de cette dentition les maladies qui doivent être attribuées à d'autres causes, et spécialement les affections graves qui viennent à cette époque de la vie et coïncident avec l'apparition des premières dents.

Voici quels sont les phénomènes qui se manifestent : les gencives se gonflent, rougissent, surtout dans le point où la dent fait effort pour soulever l'obstacle qui la retient. Il en résulte une douleur vive qui porte l'enfant à mordre les corps qu'il introduit instinctivement dans sa bouche. La douleur est quelquefois assez forte pour exciter des pleurs, une agitation continuelle, de la fièvre, des convulsions qui ont quelque fois des suites funestes. On voit aussi la rougeur s'étendre à toutes la membrane qui tapisse la bouche. Il survient alors un écoulement abondant de salive, un dévoiement qui s'arrête de lui-même, ou des vomissements, des hoquets, des maladies de la peau et du cuir chevelu, des croûtes dites laiteuses, de la suppuration derrière les oreilles, enfin de véritables convulsions dont on ne peut rapporter la cause à d'autre maladie qu'à l'éruption dentaire. Disons néanmoins qu'un médecin attentif découvre presque toujours une autre affection qui rend compte de la position fâcheuse où se trouve l'enfant. C'est dans le cours des trois ou quatre premières années que l'on voit survenir les accidents de la dentition. On peut les prévenir à l'aide d'une hygiène sagement entendue. Il faut placer l'enfant dans un air pur et vif, que traversent les rayons solaires ; on a remarqué que la dentition se faisait plus facilement dans les campagnes que dans les villes ; par intervalles la peau sera lavée avec une eau savonneuse, et tous les jours elle sera frictionnée plusieurs fois avec de la flanelle ou de la grosse laine ; les bains tièdes seront aussi d'un grand secours chez les sujets irritables. Les potages au bouillon, de l'eau trempée de vin ou contenant une substance amère (gentiane, houblon, chicorée), seront utiles aux enfants lymphatiques, faibles et cacochymes, à peau blanche, à tissus mous. On fortifie le système dans ce cas ; mais cette manière d'agir serait nuisible si la constitution était robuste, si le sujet pêchait par surcroît de force. Dans tous les cas, on cherche à adoucir l'irritation des gencives avec la décoction émolliente de guimauve, le blanc d'œuf, la crême, le sirop de violette ou de guimauve mêlé avec un peu d'eau de rose. Quant aux hochets de cristal, d'argent, d'ivoire, nous dirons avec Rousseau : « Prenons l'instinct pour exemple ; on ne voit pas les jeunes chiens exercer leurs dents naissantes sur des cailloux, sur du fer, sur des os ; mais sur du bois, du cuir, des chiffons, matières molles qui cèdent et où la dent s'imprime. » Un morceau de racine de guimauve convient mieux que le hochet le plus riche.

Maladie de la peau, teignes. La peau dans la première enfance est le siége de nombreuses affections. Elle jouit d'une activité très-grande et doit être regardée comme un organe chargé de rejeter au dehors une grande quantité de fluide dont l'économie se débarrasse. Chez le vieillard au contraire elle devient sèche, ses pores se bouchent et ses fonctions sont réduites à peu de chose. Toute l'hygiène envisagée sous ce point de vue consiste à renfermer dans de justes bornes l'exhalation de la peau.

Les enfants très-gras sont sujets à se couper dans les plis des articulations. On prévient ces gerçures en saupoudrant l'aine, l'aisselle, le cou, d'amidon, de lycopode, de poussière de bois vermoulu, passée au tamis ; on lavera fréquemment ces parties avec de l'eau tiède. Quelque fois des rougeurs assez étendues se montrent aux aines et aux cuisses ; elles se produisent chez les enfants qui ne sont pas tenus proprement et dont la peau est irritée par le contact des urines et des matières excrémentielles. Les lotions adoucissantes et la propreté sont de prompts remèdes pour les guérir. Les efflorescences, les boutons, les rougeurs de différente nature ne réclament pas de soins autres que ceux que nous avons indiqués.

Les croûtes dites laiteuses sont des écailles sèches, peu épaisses, jaunâtres, ayant leur siége sur le cuir chevelu, et occasionnées ou du moins entretenues le plus ordinairement par le ridicule préjugé qu'il ne faut pas tenir propre la tête des enfants. Ces croûtes que l'on peut laisser sans inconvénient, quand elles ont peu d'étendue, sont souvent, par suite des mauvais soins, ou par le vice de la constitution des sujets, remplacées par la teigne.

De la teigne.

La teigne muqueuse est très-fréquente chez l'enfant à la mamelle, vers l'âge de trois, cinq et huit mois. C'est un suintement fétide qui agglutine les cheveux en se desséchant et donne naissance à des croûtes épaisses; en même temps les glandes du cou s'engorgent, souvent cette teigne envahit la tempe, le front, les oreilles. Quoique n'étant pas contagieuse, il faut isoler des autres enfants ceux qui en sont atteints, à cause de l'odeur désagréable qui s'en exhale et des soins assidus qu'elle exige.

La teigne faveuse se reconnaît à de petites cavités, semblables aux alvéoles des abeilles, que l'on aperçoit à la surface de la peau quand on a arraché les croûtes qui la couvraient. Il en sort une matière jaune, de la consistance du miel (*favum*). Elle se montre chez les enfants de sept à huit ans et se communuique facilement par les brosses, les peignes ou le seul contact ; il faut donc séparer ceux qui sont affectés de ce mal.

Ce qu'il importe de ne pas oublier, lorsqu'on veut porter remède à ces maladies, c'est qu'elles dépendent très-souvent du mauvais état de la constitution. L'hygiène doit venir alors en aide pour les faire cesser. Dans ce but, on prescrira l'air sec et souvent renouvelé, l'exercice, la promenade, les frictions sèches sur la peau, les bains de savon, sulfureux, ou d'eau simple ; la plus grande propreté, soit des vêtements soit de la tête ; si on ne peut raser les cheveux, on les coupera avec soin. Lorsqu'on aura fait tomber les croûtes avec des cataplasmes de farine de graine de lin, appliqués à nud, on lavera la tête avec de l'eau de guimauve, de savon, ou de Barège. De cette manière, on aura tout préparé pour amener la guérison qui se fait presque toujours attendre longtemps, et qui ne peut arriver qu'entre les mains du médecin ; ces affections sont très-rebelles au traitement. La nourriture doit être de bonne qualité, choisie parmi les viandes, lorsque le sujet est lymphatique ou scrofuleux. Les boissons amères de houblon, de gentiane, le sirop anti-scorbutique, le vin pur ou additionné de quinquina, seront aussi d'une grande utilité.

Un préjugé bien fâcheux parce qu'il rend souvent incurables les diverses espèces de teignes, c'est qu'il ne faut rien faire pour les guérir ; à en croire les gens qui débitent de pareilles absurdités, la teigne et toutes les éruptions hideuses qui défigurent l'enfance, ne seraient que des égoûts naturels destinés à conduire au dehors toutes les impuretés de l'économie. Nous ne chercherons pas à réfuter une semblable erreur, qui n'a été accréditée que par l'ignorance. Nous dirons seulement que, dans certaines circonstances assez rares, la guérison du mal ne serait pas sans inconvénient, si elle était amenée trop vite, mais que dans tous les cas il importe de ne pas lui laisser faire de progrès. L'établissement d'un vésicatoire ou d'un cautère s'oppose le plus ordinairement à ce qu'il en résulte d'autre maladie.

L'homme, dans notre climat tempéré, est obligé, durant le cours de son existence, de subir un certain nombre de maladies. C'est là en quelque sorte une épreuve dont personne n'est exempt. La petite vérole, la rougeole, la scarlatine sont des affections de la peau qui ont le funeste privilége de sévir sur tous les hommes au moins une fois dans leur vie.

Nous ne parlerons pas de la petite-vérole, dont le préservatif infaillible est l'introduction sous l'épiderme d'une certaine quantité du virus qu'on nomme vaccin : qui n'a pas vu pratiquer cette opération si petite en apparence et dont les résultats sur la santé des populations sont si grands, qu'on a placé avec raison ses bienfaits au-dessus de ceux qu'a pu procurer la découverte d'un nouveau monde. Quant aux détracteurs de la vaccination, s'il en existe encore, à ces hommes qui sont toujours deux ou trois siècles en arrière de leurs contemporains, ils ne doivent pas chercher dans ce livre une réfutation de leurs singulières idées. L'hygiène pas plus que la vaccination ne sont faites pour eux.

Rougeole. La rougeole s'annonce par des signes qu'il est très-utile de connaître. Les yeux deviennent rouges, gonflés, douloureux, larmoyants, et supportent péniblement l'action de la lumière. Il y a rhume de cerveau, écoulement de sérosité par les narines : le saignement du nez est encore un bon signe de la maladie, ainsi que le rhume de poitrine, qui se reconnaît à une toux fréquente et sèche dans le principe, suivie plus tard d'expectoration. Outre ces phénomènes qui caractérisent très-bien la rougeole, il en est d'autres qu'il faut noter, tels sont : le malaise, l'accablement, le mal de tête, les envies de vomir, le vomissement, la couleur blanche de la langue, la tendance au sommeil, la fièvre, etc. Enfin l'on voit paraître le symptôme décisif de la maladie, les taches rouges de la peau, semblables à des morsures de puce, avec lesquelles on peut les confondre. Ces plaques rouges sont peu saillantes, leurs bords irréguliers ; elles finissent par se réunir. Cette irrégularité dans la figure les distingue de la petite-vérole. Les taches occupent d'abord le front, la face, puis s'étendent au cou, à la poitrine, au ventre, au dos, aux bras, aux jambes et aux cuisses. Vers le quatrième jour, à dater de l'éruption, les taches pâlissent, la peau devient rude au toucher, se couvre d'écailles qui ne laissent aucune trace de la couleur primitive.

Il faut avoir soin, dès que l'on soupçonne l'invasion de cette maladie, d'empêcher l'enfant de se refroidir, car cette éruption rentre avec la plus grande facilité. Mais il ne faut pas, comme on le pratique trop souvent, le coucher dans un lit où on l'étouffe sous le poids des couvertures. On provoque alors une sueur trop abondante, une fièvre intense et une congestion qui nuisent à la marche de la maladie. Une température modérée est la seule qui convienne : le traitement devra être dirigé par un médecin, car lui seul peut reconnaître s'il existe quelqu'une de ces affections de poitrine, ou d'un autre viscère, qui ont souvent une grande gravité. Les boissons seront émollientes, faites avec les fleurs de mauve, ou de violette, de bourrache; si l'éruption disparaissait, des boissons très-chaudes, des cataplasmes sinapisés aident à la rappeler. C'est surtout la convalescence qui mérite de fixer l'attention. L'hygiène nous offre de précieuses ressources pour la bien diriger. Une chaleur douce, des vêtements de laine ou de flanelle, les boissons émollientes continuées, jusqu'à ce que la toux ait cessé, l'alimentation par les potages, les fécules, le lait, serviront à prévenir les suites trop souvent désastreuses de la maladie.

Scarlatine ou fièvre rouge. Cette éruption cutanée, rare chez l'enfant à la mamelle, appartient plus particulièrement à la seconde enfance. Elle est précédée des signes suivants, qui ont plus d'un rapport avec ceux observés au début de la rougeole et d'autres maladies : lassitude dans les membres, douleur dans la tête, nausées, vomissements, fièvre intense, surtout le soir. Ce qui sert à la faire reconnaître, c'est le mal de gorge qui s'accompagne de difficultés dans la déglutition, d'une douleur et d'une rougeur très-grande de tout le gosier; la langue est souvent d'un rouge vif avec un enduit blanc, épais à la base : vers le quatrième jour, il paraît sur la peau des taches d'un rouge plus vif que celles de la rougeole; elles s'étendent promptement et se réunissent de telle sorte qu'on aperçoit bientôt une couleur rouge foncée, assez uniforme, que l'on a comparée à celle de l'écarlate, ou à celle que présenterait la peau barbouillée de jus de framboise. La scarlatine règne souvent d'une manière épidémique, c'est-à-dire sur un grand nombre de personnes en même temps.

Les soins que réclament la maladie au moment où elle débute diffèrent peu de ceux qui sont utiles dans la rougeole. Il n'en est plus de même au déclin de la maladie et pendant la convalescence. On a surtout à redouter l'hydropysie générale, qui est souvent déterminée par le refroidissement du corps. Aussi doit-on éviter que les enfants soient plongés dans une atmosphère humide et froide, pendant les six semaines qui suivent la disparition des rougeurs. L'éruption de la scarlatine n'est rien par elle-même, mais les suites en sont très-dangereuses, parce qu'on n'apporte pas assez de précaution pour empêcher que la surface de la peau ne reçoive l'action du froid. Les frictions sur le corps, les grands bains tièdes, les vêtements de laine, agissent favorablement, les bains assouplissent la peau qui est sèche et rugueuse.

Coqueluche. Les rhumes chez les enfants sont trop souvent négligés, et cependant, combien de fois ne sont-ils pas la cause de ces maladies de poitrine qui plus tard font périr des sujets dont la santé était auparavant florissante. La coqueluche commence à la manière d'un simple rhume et lui succède souvent. Les personnes qui veillent à la santé du jeune âge doivent donc s'efforcer de guérir les rhumes dès qu'ils paraissent.

La coqueluche, après avoir simulé la simple toux du rhume pendant quinze à vingt jours, se traduit ensuite par une toux convulsive, revenant par quintes, s'accompagnant d'un sifflement aigu, produit par l'inspiration longue et brusque que l'enfant est obligé de faire; le bruit retentissant et sonore de cette toux la fait aisément reconnaître par ceux qui l'ont entendue une fois. Pendant les quintes, le visage se gonfle et devient d'un rouge violet, les yeux s'animent, les larmes s'échappent des yeux, le cou se tuméfie. Lorsque les accès ont une longue durée, la suffocation est imminente, les enfants se cramponnent aux objets qui les entourent ; il est rare qu'ils ne vomissent pas ce qu'ils ont mangé, surtout quand les quintes viennent peu de temps après le repas, et le soir, époque de la journée où elles sont plus violentes et plus rapprochées. La durée de la coqueluche varie depuis un mois jusqu'à cinq et six mois.

Les enfants qui en sont atteints doivent être éloignés momentanément des écoles ; car on a remarqué que les autres enfants pouvaient aussi contracter la maladie par *imitation*. Ce que nous disons là pour la coqueluche doit s'appliquer aux autres affections convulsives, comme l'épilepsie ou mal caduc, la danse de Saint-Guy.

Convulsions. On désigne sous ce nom la contraction et le relâchement alternatifs des muscles qui impriment aux membres ou à tout le corps des secousses plus ou moins rapides. Les enfants, avant d'être pris de ce mal, jettent par fois de petits cris plaintifs, sont agités par intervalle de tressaillements qui les réveillent en sursaut. Pendant le sommeil, les yeux ne sont fermés qu'à moitié, le globe de l'œil est porté vers la paupière supérieure, derrière laquelle la prunelle se cache; on n'aperçoit plus que le blanc de l'œil. Ces accidents, que les personnes du monde appellent *convulsions internes*, peuvent exister seuls; mais le plus souvent ils s'accompagnent bientôt de convulsions dans les bras ou dans les jambes, de la distorsion de la bouche; les mâchoires se serrent quelquefois avec tant de force qu'on ne peut plus les ouvrir. Les convulsions prennent par crises ou par accès et reviennent à des époques plus ou moins rapprochées; quand elle se prolongent quelques temps et qu'elles produisent une raideur générale, une agitation violente, le danger est très-grand, il réclame de prompts secours. Mais il faut avant tout s'enquérir de la cause qui a pu les déterminer. L'enfant, durant le cours des premières années de sa vie, présente une susceptibilité très-grande du système nerveux; le cerveau jouissant alors d'un surcroît d'activité, réfléchit facilement les moindres sensations douloureuses qui se passent dans le corps; il est aussi en proie à une foule d'affections variées. Dès lors, quand on voit paraître les convulsions, il s'agit de décider si elles tiennent à des maladies du cerveau, qui sont très-fréquentes à cet âge, où si elles ne sont que l'effet de maladies ayant leur siége dans le ventre, la poitrine, la surface cutanée. Les dents et les nerfs passent pour être la cause ordinaire des convulsions; c'est là une fausse idée qui prend sa source dans une mauvaise interprétation des phénomènes. Si en effet les convulsions paraissent souvent pendant la première dentition, c'est que c'est précisément à cette époque que les affections du cerveau et des autres organes sont très-communes. Quelques unes cependant tiennent en effet à cette cause, mais ces cas sont plus rares qu'on ne le croit généralement. Les convulsions sévissent de préférence sur les enfants lymphatiques rachitiques, qui toussent habituellement, qui sont en proie au carreau, au dévoiement, à la maladie scrofuleuse, à des éruptions cutanées, comme la rougeole, la scarlatine. La misère, le défaut de soins, la malpropreté, l'habitation de lieux humides et obscurs favorisent la production des mouvements convulsifs. L'irritabilité de certains sujets, entretenue par la complaisance maladroite des parents ou des personnes qui en prennent soin, suffit pour occasionner des convulsions qui reparaissent à la moindre contrariété. Une alimentation douce et rafraîchissante chez les sujets irritables; forte, tonique, chez les scrofuleux et les lymphatiques, le changement d'air pour les enfants des villes, la promenade, les distractions, la cessation des occupations de l'esprit, l'usage des bains tièdes et même des bains froids, si la constitution le permet et s'il n'existe pas d'affection de poitrine, les frictions aromatiques ou avec du vinaigre sur les membres, l'application d'un vésicatoire au bras, tels sont les moyens les plus sûrs de diminuer, sinon de guérir, les convulsions de l'enfance qui ne tiennent pas à une maladie confirmée du cerveau. L'on doit ranger au nombre des affections convulsives la coqueluche, la danse de St. Guy. Nous en dirons quelques mots.

Il faut soustraire à tous les yeux le spectacle d'un mouvement organique violent et convulsif, quelle qu'en soit la nature. On rapporte l'histoire d'un jeune homme qui, vivant habituellement avec un bègue, fut aussi atteint de la même maladie.

La coqueluche est une des affections sur laquelle l'hygiène a plus de prise que les remèdes empruntés à la pharmacie. Lorsque le mal est à son début, on employe des tisanes faites avec les fleurs de mauve, de violette, de coquelicot. D'autres médicaments, comme le sirop d'opium, de belladone, d'ipécacuanha et de quinquina ; et le vésicatoire, les vomitifs, les purgatifs ne peuvent être prescrits que par un médecin. A une époque plus reculée, lorsque les quintes de toux, quoique moins longues, sont encore fréquentes, on recommandera les bains tièdes et sulfureux, les frictions sur les membres et surtout le changement d'air. Rien ne convient plus à la guérison que d'envoyer à la campagne les enfants des villes atteints de cette maladie. Au bout d'un laps de temps fort court, les accès s'éloignent, deviennent moins longs, et l'on voit ainsi disparaître une affection qui avait résisté à tous les traitements. La nourriture n'est pas non plus sans influence : elle doit être substantielle, si l'enfant est faible, d'une constitution chétive et lymphatique ; dans ce cas, les tisanes émollientes seront utilement remplacées par les infusions aromatiques, de lierre terrestre, de menthe poivrée, de pouliot, de véronique, d'hyssope ; l'usage d'eau trempée de vin, la promenade, l'exercice musculaire et les distractions de toute espèce opèrent une diversion favorable sur le système nerveux.

Croup. De toutes les maladies qui frappent le jeune âge, c'est sans contredit la plus redoutable, celle qu'il importe le plus de chercher à prévenir. Les enfants y sont peu exposés dans les premiers mois de la vie; elle devient fréquente depuis un an jusqu'à sept.

Les personnes à qui sont confiés les enfants se rappeleront que les maux de gorge en apparence très-simples, les rhumes, les catarrhes pulmonaires, et surtout la rougeole et la scarlatine sont des maladies dans le cours ou à la fin desquelles on voit très-souvent paraître le croup. De toutes les éruptions de la peau, la rougeole est celle qui la précède le plus ordinairement. Ils devront donc surveiller avec la plus grande attantion la convalescence de ces maladies, qui leur paraissent si légères et pour lesquelles ils ne réclament pas assez souvent les soins de la médecine. Prévenons toutefois que le croup peut saisir l'enfant au milieu de la santé la plus florissante et sans qu'aucune maladie se soit déclarée antérieurement. Voici quels sont les phénomènes que détermine le croup, lorsqu'il se montre graduellement.

Le malade éprouve quelques quintes de toux, que l'on prend d'abord pour un rhume de poitrine. Si le croup règne dans le lieu qu'habite le malade, il faut exercer une surveillance active, car, d'un instant à l'autre, ce rhume peut devenir un croup mortel. On devra redouter la maladie si l'enfant se réveille en sursaut, s'agite, et accuse un serrement à la gorge et au cou ; la toux est rauque, la respiration est gênée. Très-souvent tous ces accidents disparaissent pendant le jour et l'on croit que le mal a cessé : défiez-vous de ce calme trompeur ; la nuit suivante, quelquefois seulement deux ou trois jours après, il reparaît avec une effrayante intensité, et alors vous ne pouvez plus douter de la nature du mal. Les enfants au moment de l'accès renversent la tête en arrière ; portent automatiquement leurs mains sur le cou, comme pour éloigner un obstacle qui s'opposerait à l'entrée de l'air. Leur visage exprime la plus vive anxiété ; il est d'un rouge livide, couvert d'une sueur froide et abondante ; les yeux, larmoyants, sont largement ouverts et hagards : la toux offre un timbre particulier qui, dans les cas les plus ordinaires, caractérise la maladie. Elle ressemble au cri du coq, ou aux aboiements d'un jeune chien, ou au gloussement de la poule qui appelle ses petits. Elle peut être, comme on le voit d'après ces comparaisons, très-sonore ou retentissante, ou rauque, ou enfin étouffée, *rentrée*, c'est-à-dire, ayant l'air de se produire dans le gosier et le haut de la poitrine sans sortir au dehors. Quelquefois elle s'accompagne d'un sifflement argentin, sourd, comme si des pièces de monnaie tintaient dans l'arrière-gorge; la parole est brève, la voix rauque, aigre, perçante à la manière de la toux; quelquefois elle est étouffée, non articulée. On est contraint d'approcher l'oreille très-près de la bouche des enfants pour entendre ce qu'ils disent; la douleur que les malades accusent dans le cou, la difficulté qu'ils éprouvent à avaler, l'assoupissement, la faiblesse et l'accélération du pouls, la prostration dans laquelle ils tombent, complètent le triste tableau que nous offre le croup. Il n'est pas toujours facile de le reconnaître : combien de personnes disent avoir guéri un croup qui n'en était pas un? On n'oubliera pas d'examiner attentivement et de très-bonne heure le fond de la bouche et toute l'arrière-gorge, afin de voir s'ils n'existe pas de rougeur vive, ou des matières blanches, semblables à de la crême, à une bouillie épaisse, à une véritable peau. Dans le cas où l'on apercevrait ces fausses membranes, il faut réclamer à l'instant même les lumières d'un médecin, car bien qu'il n'existe souvent encore qu'une simple toux, bientôt on verra survenir le croup; il est temps encore de le prévenir.

Nous nous garderons bien d'indiquer un seul

remède contre le croup. Tout ce que la profession de médecin exige de talents, de ressources imprévues, de connaissances variées, est devenu nécessaire. Nous prions les hommes étrangers à cette science, de se rappeler que le moindre retard est une cause de mort dans une affection qui marche avec tant de rapidité vers une terminaison fatale.

Les saisons froides et humides, l'action d'un courant d'air frais sur le cou, la poitrine, ou les bras nuds, étant des causes qui paraissent prédisposer à la maladie, on devra veiller à ce que le corps des enfants soit plongé dans une température douce et égale, quand ils sont enrhumés ou quand il règne une épidémie de croup, de maux de gorge, ou de rougeole.

Affection scrofuleuse, rachitisme, carreau.

L'affection scrofuleuse est véritablement le fléau des nations modernes; elle fait tous les jours de nouveaux ravages, et menace d'atteindre tous les habitants des villes, si les lois de l'hygiène ne sont pas mieux connues et mieux observées. Nous voulons pour notre part concourir à déraciner ce vice qui tend à s'introduire dans toutes les constitutions et qui est plus particulier aux jeunes enfants, parmi lesquels il choisit ses victimes.

Cette affection se manifeste par l'engorgement et la tuméfaction de toutes les glandes que l'on nomme lymphatiques ; elles occupent la tête, le pourtour des mâchoires, le cou, les aisselles, les aines, etc. Lorsque les glandes engorgées sont celles du ventre, il en résulte un gonflement considérable dans toute cette partie ; on appelle *carreau* cette affection qui n'est qu'une variété de l'affection scrofuleuse, et qui, reconnaissant les mêmes causes, doit être traitée comme elle.

Les glandes du cou, des mâchoires, forment souvent de grosses tumeurs qui font rougir la peau, se ramollissent et laissent écouler, par une ouverture qui s'établit spontanément à leur sommet, une grande quantité de pus : ces ouvertures sont plus difficiles à guérir lorsqu'on ne les pratique pas de bonne heure avec le bistouri. Dans tous les cas, elles laissent après elles une cicatrice enfoncée qui persiste longtemps.

D'autres fois ce n'est plus sur les glandes du ventre ou du cou que porte la maladie, mais sur les os, les ligaments qui les retiennent, et sur les jointures. Il survient alors un gonflement qui fait paraître les articulations et particulièrement celles du coude, du poignet, du genou et du pied plus volumineuses que dans l'état normal; les os se gonflent et ne conservent plus leur structure et leur direction naturelles, ils se courbent en différents sens ; les jambes se contournent en cerceaux, deviennent cagneuses, les genoux se touchent, tandis que les jambes s'écartent. Les mêmes désordres peuvent se montrer aux bras et aux avant-bras, à la poitrine ; on dit alors que l'enfant est *noué*. Lorsque l'affection scrofuleuse ramollit les os qui constituent la colonne vertébrale et servent de support à tout le tronc, la taille se déforme; les bossus, les rachitiques doivent leurs difformités à l'affection scrofuleuse.

Avant d'indiquer les ressources que nous offre l'hygiène pour prévenir la maladie, il convient d'en faire connaître les causes les plus ordinaires. Elle est du nombre de celles qui se transmettent par voie d'hérédité ; mais comme il faut le concours d'un grand nombre d'autres circonstances, on peut mettre à l'abri de ses atteintes l'enfant qui en est menacé, par une observation attentive des préceptes de l'hygiène. Le tempérament lymphatique porté à l'extrême prédispose à la maladie. Il ne faut jamais laisser allaiter un enfant par une nourrice scrofuleuse, bien qu'il ne soit pas démontré que le lait puisse transmettre le mal.

Les causes qui favorisent, peut-être même qui déterminent à elles seules sa production, et qu'il est indispensable d'éloigner, sont les suivantes : A. Le séjour habituel d'un air altéré, pauvre en oxygène, non suffisamment renouvelé, privé de rayons solaires, de fluide électrique [Humboldt]. C'est dans les villes mal aérées, et dans les quartiers ténébreux où s'entasse une population malheureuse, que l'on voit les scrofules exercer leurs ravages. B. L'air froid et humide, joint à la soustraction du fluide lumimineux, sont les causes les plus certaines du développement de la maladie. C. L'on doit encore considérer comme telle l'entassement des hommes dans un endroit peu spacieux, dans les prisons, les hôpitaux, les maisons étroites dont le plancher est placé au-dessous du sol environnant, comme on le voit dans les campagnes. D. Quelques localités paraissent aussi exercer une influence fâcheuse, mais elle tient sans doute aux causes que nous avons étudiées. Si toute la vallée du Rhône, les gorges profondes du Valais, des Alpes, nous offrent tant de scrofuleux, n'est-ce pas parce que l'air y est humide, non renouvelée, la nourriture malsaine, etc.?

E. Certaines professions, celle de tisserand par exemple, qui astreint les hommes qui s'y livrent à vivre dans une atmosphère froide, humide, et non renouvelée. On commence cependant aujourd'hui à comprendre que cette humidité n'est pas nécessaire pour empêcher les fils de casser. F. La malpropreté s'oppose à l'exhalation cutanée et à l'action bienfaisante de l'air sur la peau. G. Les préparations lactées, les substances végétales qui fournissent peu de matériaux nutritifs, la quantité insuffisante des aliments, sont encore des causes dont il faut tenir compte. Les eaux de puits n'ont pas les inconvénients qu'on leur a supposés.

Les influences nombreuses que nous venons de signaler étant une fois bien connues, il est facile de s'opposer à leur fâcheux effets par l'observation des règles de l'hygiène. Allaitement de bonne nature, habitation d'un lieu sec; aéré, élevée au-dessus du sol, éloignée d'eaux croupissantes, recevant les rayons du soleil; propreté, exercice musculaire, promenades, alimentation salubre et abondante, usage de vêtements de laine, frictions irritantes avec la brosse ou la flanelle sur tout le corps, bains froids et sulfureux; voilà quels sont les moyens les plus efficaces de prévenir la maladie. On doit redouter les scrofules chez un enfant, lorsque sa peau est d'un blanc de lait, fine, couverte de poils blonds, les tissus mous, les muscles sans énergie ; les glandes habituellement engorgées, les exhalations de mucosité fréquentes ; ils sont aussi très-disposés aux maladies de la peau, au suintement des oreilles, au dévoiement, aux rhumes et aux affections de poitrine. Pour faire cesser ce commencement de scrofules, soit qu'elles se portent sur les glandes du cou, du ventre (*carreau*), soit qu'elles amènent le ramollissement et la déviation des os (*rachitisme*), on prescrira les boissons amères, de gentiane, de houblon, de trèfle d'eau, de véronique beccabunga, de cochlearia ; les sucs de ces mêmes plantes et de cresson, de raifort, de petite centaurée, de chicorée ; le sirop antiscorbutique, le quinquina, le vin généreux ; les bouillons, les sucs de viande, les œufs, qui doivent être préférés au lait et aux légumes. On les couchera sur des feuilles sèches de plantes aromatiques, telles que la sauge, la germandrée, la marjolaine, le thym, le romarin, la mélisse ou la fougère, la paille de maïs, etc. ; les bains froids et sulfureux devront ne pas être négligés. Les enfants dont les os se courbent sous le poids du corps seront couchés sur un tapis ou sur les plantes indiquées plus haut, ou promenés dans une voiture. Ce serait augmenter la courbure des jambes que de les exercer à la marche, et cependant, renouveler l'air autour d'eux est chose indispensable.

Des vers intestinaux. Il est peu d'opinion plus répandue parmi le public, que celle qui attribue aux vers contenus dans l'intestin une grande partie des maladies de l'enfance. Voici sur quoi est fondée cette erreur accréditée par des hommes ignorants. Passé la première année, presque tous les enfants ont des vers, surtout depuis trois ans jusqu'à dix. Il s'en suit qu'on pourra provoquer, presqu'à coup sûr, l'expulsion d'un ou de plusieurs de ces animaux, en donnant une substance amère ou purgative à un enfant de cet âge. Si les accidents qui sont déterminés par une toute autre maladie viennent à cesser par une cause quelconque, on dit alors que c'étaient les vers qui occasionnaient tout le mal. L'enfant vient-il à succomber ? cette terminaison fâcheuse n'étonne plus, puisqu'on croit avoir acquis la certitude que ces animaux étaient la cause de la maladie ; et cependant ils sont bien innocents, dans la plupart des cas, du mal dont on les accuse.

Les seuls symptômes que l'on puisse rapporter à leur présence dans l'intestin, sont : les coliques sourdes, aiguës dans tout le ventre ou dans les environs du nombril, la sensibilité et le ballonnement du ventre, la diminution de l'appétit, un sentiment de constriction à la gorge, des enviés de vomir, des vomissements, de la diarrhée, la pâleur, la couleur plombée du visage, la dilatation des pupilles, la langueur des yeux. On observe aussi cette démangeaison aux narines, qui porte les enfants à se frotter cet organe, mais c'est là un signe vague et qui n'a pas aux yeux du médecin toute l'importance que lui accordent les gens du monde. On ne pourra décider qu'un enfant est tourmenté par les vers que lorsqu'il aura rejeté par les garde-robes plusieurs de ces animaux, et encore, il ne faudra pas en conclure que la maladie qui existe actuellement en dépend.

Les vers de l'intestin sont très-fréquents dans les pays humides, froids et brumeux, dans les contrées où les habitants font uniquement leur nourriture du lait, des fruits ou des légumes. Néanmoins l'action de ces causes n'est pas encore suffisamment démontrée. Ce qui favorise leur production d'une manière évidente, est l'usage d'aliments de mauvaise qualité et pauvres en principes alibiles. Aussi les enfants pauvres et mal nourris en sont-ils plus souvent affectés que d'autres. On croit à tort que les fruits verts et de mauvaise nature peuvent amener le développement des vers dans l'intestin, parcequ'ils en renferment eux-mêmes; ils n'agissent qu'à la manière des aliments de mauvaise qualité. Les enfants dont la peau est blanche, les cheveux blonds, le tissu mou et qui sont lymphatiques, sont prédisposés à l'affection vermineuse.

On préviendra la formation des vers en faisant habiter aux enfants qui offrent cette constitution, des pays secs et montueux, en leur donnant une bonne nourriture, peu de lait, peu de substances acides. On voit tous les jours des jeunes enfants, qui étaient tourmentés par un nombre considérable de vers, en être débarrassés par le seul changement de lieu et de nourriture. L'observation de ces règles que nous trace l'hygiène est surtout nécessaire aux jeunes enfants, qui, placés chez des nourrices pauvres ou peu soigneuses de la santé de leurs nourrissons, sont soumis à une alimentation presque exclusivement composée de laitage et de fruits. On se trouvera bien de faire prendre, de temps en temps, tous les mois par exemple, aux enfants que l'on croit disposés à l'affection vermineuse, quelques cuillerées à bouche de sirop de chicorée, d'absinthe, d'armoise ou de quinquina, ou douze à quinze grains de poudre de mousse de Corse, ou cinq à six grains de *semen contra*. La camomille romaine, la matricaire, la tanaisie, l'absinthe, l'armoise, peuvent être données en poudre à la dose de quatorze à quinze grains, dans des confitures, etc.

Danse de Saint-Guy. Une affection qui attaque les enfants de l'un et l'autre sexe qui approchent de la puberté (15 ans), est la danse de Saint-Guy ou de Saint-Weit. Il faut soustraire aux regards des autres enfants le spectacle de cette maladie. On a vu dans les salles d'hôpitaux consacrées au traitement de la danse de Saint-Guy, des enfants en être pris parce qu'ils avaient été témoins des mouvements convulsifs qu'elle occasionne. C'est ce qu'on a vu plusieurs fois à Ulm, dans le temps de la fête de saint Weit, où se réunissaient un grand nombre de personnes accourues pour invoquer l'intercession du saint qui avait la réputation de guérir cette maladie. Elle consiste dans une agitation continuelle des bras, des jambes, d'un seul côté ou des deux côtés du corps. Le visage est déformé par des contorsions et des grimaces singulières ; la marche, la préhension des objets, l'action de porter les aliments à la bouche, la parole deviennent difficiles, souvent même impossibles. Une chose fort bizarre c'est que cette agitation, cette *danse* perpétuelle, cesse ordinairement pendant la nuit. Les bains froids, sulfureux, ou par surprise, réussissent dans cette affection, qui réclame les secours d'une médecine éclairée.

L'espace de temps que l'enfant parcourt, depuis sa naissance jusqu'à l'âge adulte, est marqué par des maladies qui lui sont particulières. Mais ce serait une grande erreur que de croire que la dentition, les vers, la rougeole, la scarlatine, la teigne, etc. sont les seules auxquelles il soit exposé. On retrouve à cet époque de la vie toutes les affections qui attaquent l'homme durant son existence : comme elles n'offrent rien de particulier à l'enfance, il est inutile d'en parler dans ce traité.

HYGIÈNE PUBLIQUE.

DES MEILLEURS PRÉSERVATIFS DES ÉPIDÉMIES.

Le fleau désastreux qui a sévi sur la France entière et qui poursuit maintenant ses ravages dans d'autres contrées, a fait sentir le besoin de propager parmi tous les hommes la connaissance des meilleurs préservatifs des épidémies. On a compris que ce n'était pas au moment même où elles apparaissent qu'il fallait se prémunir contre elles ; la frayeur, la confusion qui surviennent alors s'opposent aux plus sages mesures que l'autorité est obligée de prendre dans l'intérêt de tous. Il est donc utile de répandre les préceptes généraux touchant les épidémies, afin que chaque habitant des villes connaissant toute l'importance des règles de salubrité publique, puisse concourir pour sa part à diminuer le danger qui menace la populution entière. C'est d'ailleurs le seul moyen de détruire les opinions erronées que conservent encore beaucoup de gens du monde, qui remplis d'une confiance supertitieuse dans l'emploi de certains préservatifs, vantés par le charlatanisme éhonté qui exploite la misère publique, négligent les seuls moyens qui seraient capables de les préserver, c'est-à-dire ceux que l'hygiène met à leur disposition.

Les maladies qui compromettent à chaque instant l'existence de l'homme proviennent de sources très-différentes. Tantôt il reçoit de ses parents le germe de l'affection qui se développe plus ou moins longtemps après la naissance (*maladie héréditaire*); ici la cause est toute entière dans le funeste héritage qu'il a reçu. Tantôt la cause du mal qui le frappe est une violence extérieure comme un coup, une blessure qui brise ses membres, lui fait une plaie profonde et met sa vie en danger. D'autres fois elle réside dans l'action délétère que les agents naturels exercent sur ses organes : son corps est en sueur, l'air froid, un courant d'air, l'ingestion d'une boisson glacée provoquent le développement d'une pleurésie, d'une fluxion de poitrine, d'un rhumatisme, etc.; dans d'autres cas, ce sera la chaleur, le soleil, l'exercice exagéré du cerveau, des muscles, ou de tout autre organe, qui produiront une maladie. Ce sont là, comme on peut le voir, des désordres qui arrivent *isolément* chez l'homme qui s'est exposé à ces influences pernicieuses. On dit alors que la maladie est *sporadique* c'est-à-dire *répandue çà et là*.

Mais dans d'autres circonstances, qui ne sont malheureusement pas rares, la cause productrice ne se fait pas sentir sur un seul individu; tous les hommes d'une même ville, d'une même contrée sont frappés à la fois, et alors on voit surgir ces affections redoutables, qui, à l'exemple du choléra, prennent leur victime partout, sans distinction d'âge, de sexe, de profession, de tempérament; les sujets les plus robustes, aussi bien que ceux d'une santé frêle et délicate ou valétudinaire tombent sous leurs coups. On appelle *maladies épidémiques, celles qui sévissent en même temps sur un très-grand nombre d'individus et qui se ressemblent toutes entre elles à tel point, qu'un malade pris au hasard offre le tableau complet des accidents que l'on observe chez tous les autres*. L'épidémie est le règne, l'existence d'une maladie épidémique; c'est dans ce sens qu'on dit épidémie de choléra, de rougeole, de croup, etc.

On ne connaît pas la cause première des épidémies. On s'accorde généralement à la placer dans l'air ; mais l'analyse chimique, enrichie de toutes les découvertes modernes capables de la rendre plus précise, n'a montré jusqu'à présent aucune différence entre l'air d'une ville ravagée par une épidémie et celui d'une contrée qui est à l'abri du mal. On a accusé tour-à-tour les diverses éléments ; la chaleur, le froid, l'humidité, les comètes, les éclipses, les inondations, les tremblements de terre, les éruptions volcaniques, etc. ; en un mot, l'esprit inventif et superstitieux des hommes s'est évertué à assigner aux épidémies une origine surnaturelle. L'apparition du choléra en Europe, a renouvelé toutes les discussions et enfanté les hypothèses les plus monstrueuses et les plus ridicules touchant la cause des maladies épidémiques. Les esprits sages restent dans le doute et se contentent de servir la science par l'observation de faits moins ténébreux. Nous désignerons sous le nom de *constitution épidémique* cet état particulier et inconnu de l'air, sous l'influence duquel la plus grande partie des habitants d'une ville ou d'un pays est en proie à une affection plus ou moins grave.

Il ne faut pas confondre avec la maladie épidémique la maladie *contagieuse ;* celle-ci se transmet, au moyen d'un principe particulier, nommé *contage*, du corps d'un individu malade à l'homme en bonne santé. Le principe contagieux ou le contage doit communiquer à l'homme sain exactement la même maladie que celle dont est atteint l'autre individu. La gale, la peste, la fièvre jaune sont des maladies contagieuses dans le sens rigoureux que nous venons d'assigner à ce mot. La *contagion* est le mode de propagation du contage. Le principe capable de donner la maladie peut être transmis : 1° par le contact immédiat ; 2° médiatement par l'air qui lui sert de véhicule, par les marchandises, les vêtements, les vases ou tout autre corps, enfin par un individu qui étant en bonne santé a touché un malade, ou a reçu de toute autre manière le contage et qui le communique à un autre individu, voilà les seuls modes de propagation du contage. Les quarantaines sont des établissements destinés à isoler les personnes ou les objets qui ont eu des rapports avec des contrées où sévissait une affection contagieuse.

L'infection doit être distinguée de la contagion. Elle se manifeste, quand, d'un foyer de matières animales ou végétales en putréfaction, ou d'une réunion d'hommes sains ou malades, il s'échappe des émanations morbifères qui s'étendent à un nombre plus ou moins considérable d'individus. Elle se reconnaîtra toujours à son point de départ, d'abord circonscrit : c'est tantôt un marais, un champ de bataille, une prison, un hôpital; tantôt le développement d'une maladie épidémique qui a fait négliger les préceptes de l'hygiène publique. *L'infectieux* est le principe ou miasme capable de produire la maladie. L'infection s'accompagne le plus ordinairement de la contagion; la peste, la fièvre jaune sont dans ce cas. On conçoit sur le champ combien il importe de distinguer les maladies par infection des épidémies : car, pour arrêter les premières, il suffira d'éteindre le foyer d'infection, et de disséminer les hommes sur différents points; mais avant d'en agir ainsi, il faut être bien sûr qu'il n'y avait pas de contagion, car les individus porteraient dans tout le pays la maladie qui n'était qu'infectieuse. Il est souvent très-difficile de distinguer les maladies par contagion de celles par infection. Des soldats accablés de misère, de privations de toute sorte, sont assiégés dans une ville; il se déclare parmi eux une dyssenterie ou un typhus; la malpropreté, la privation d'aliments, la fatigue, en font bientôt des maladies contagieuses. Souvent les mesures que l'on est forcé de prendre en établissant des cordons sanitaires ne font qu'accroître le mal en rendant plus actif le foyer d'infection dont on a restreint le cercle.

L'épidémie a sa cause dans un état particulier de l'air, qui agit à la fois sur tous les hommes d'un pays. La contagion a sa cause dans un agent spécial, un miasme, qui peut bien être transporté par l'air, mais qui n'en réside pas moins primitivement dans le corps d'un individu malade. L'infection a son origine dans un foyer restreint où sont entassés des hommes, des animaux, leur détritus ainsi que ceux des végétaux, et qui subissent la fermentation putride.

Nous avons dit que la cause première des épidémies était inconnue ; il n'en est pas de même des causes secondaires qui en favorissent le développement. Ce sont celles-là que nous allons faire connaître, en indiquant les moyens les plus propres à en neutraliser les fâcheux effets. La *prophylaxie* des épidémies n'a pas d'autre but. Elle doit porter 1° sur l'air, 2° l'habitation, 3° la nourriture, 4° les exhalations, 5° l'état des organes de l'intelligence et des mouvements.

Air ; sa composition chimique. Les savantes analyses de Volta, de Moscati et d'autres chimistes n'ont pu découvrir aucune altération dans la composition chimique de l'air, au moment même où il produisait des épidémies meurtrières. Dans le voisinage des marais, des rivières, dans les hôpitaux, on a trouvé une matière blanche floconneuse que l'on a regardé dans ces dernier temps comme un principe carboné dont la présence pourrait bien avoir quelque rapport avec l'apparition des maladies.

Malgré l'ignorance où l'on est de la cause productrice de l'épidémie, on peut affirmer que le défaut d'air, l'humidité, l'absence des rayons solaires accroissent son intensité. Les villes situées sur des terrains bas, humides, marécageux, dont les rues sont étroites, privées d'air et de soleil, sont toujours plus maltraitées que d'autres. On sait que le choléra, lors de son invasion, fit de cruels ravages dans les quartiers les plus malsains de Paris.

Chaleur, humidité. La chaleur exerce aussi une grande influence sur l'activité des maladies épidémiques, et sur les contagions et les infections, en excitant dans les matières végétales et animales un mouvement de décomposition qui fournit des gaz très-délétères. C'est ce qu'on voit arriver dans les pays chauds, dans l'Inde, où les lieux les plus salubres deviennent alors dangereux ; lorsque l'humidité règne en même temps que la chaleur, les maladies deviennent plus meurtrières. A la Guadeloupe, par exemple, la mortalité s'accroît à l'approche de la saison des pluies. L'air humide, chaud ou froid, a aussi la funeste propriété de conserver et de transmettre facilement le miasme épidémique ou contagieux; on le voit transporter au loin la cause de la maladie. Les vents chauds et humides servent de véhicules aux miasmes et peuvent donner, à de grandes distances du lieu où elles règnent, la fièvre intermittente; une montagne, une forêt peut en arrêter le cours. Un émir rendit le séjour du Baïran très-salubre, en faisant planter un vaste bois de sapin qui interceptait les vents.

Les rues dont le sol est couvert d'une eau croupissante, fétide, les terrains de certaines villes formées par le dépôt des matières végétales et animales qu'apportent de grands fleuves (Nouvelle-Orléans, Batavia, l'île de Walchren), les terrains marécageux, marneux, les tourbières, les lieux inondés où l'on fait pousser le riz (rizières), ou venir le chanvre, les marais salants qui n'ont pas de cours, doivent être considérés comme des foyers très-actifs où s'alimentent les épidémies. On se rappelera que là où se trouvent réunies la chaleur, l'humidité ou l'eau pure et des matières végétales et animales, là aussi s'établira une fermentation ; les gaz qui se dégagent dans cette circonstance, ou donnent une maladie ou en favorisent le développement par l'affaiblissement qu'ils causent à ceux qui les respirent.

Ces influences fâcheuses doivent se retrouver surtout au sein des villes, où les habitants exercent des professions dangereuses et insalubres. Aussi l'autorité a-t-elle eu soin de réléguer, à une certaine distance, les boyauderies, les fabriques de sel ammoniac, de charbon animal, l'adipocire, les chantiers, etc. ; parce que l'odeur fétide qui s'exhale de ces établissements peut être nuisible. Les cimetières et les procédés d'ensevelissement intéressent aussi la santé publique. Il faut éloigner des lieux habités les cadavres dont la putréfaction est la source des maladies les plus dangereuses. Lorsque, en 1789, on exhuma du cimetière des Innocents les morts qui y étaient enterrés, il survint, malgré les précautions qui furent prises, des maladies graves et une grande mortalité dans la ville de Paris.

Moyens propres à assainir l'air.

1° Renouveler souvent l'air de son habitation; 2° ne pas s'y emprisonner dans le faux espoir que le miasme n'y parviendra pas ; 3° en éloigner toutes les matières végétales et animales ; et celles surtout qui sont rejetées par les selles et les urines ; 4° ne pas entretenir, comme on le fait trop souvent, une chaleur étouffante qui affaiblit le corps et le dispose à la maladie ; 5° enfin, s'environner d'un air sec ; voilà les préceptes qui doivent régler la conduite de l'homme sage. Faut-il chercher en outre à détruire le miasme? On a employé dans ce but différents moyens, tantôt on allume de grands feux et on y fait brûler des bois aromatiques, du sapin, de la térébenthine, de la poix, du goudron, du genièvre, du benjoin, des plantes odorantes, etc. ; tantôt on fait brûler du soufre, du nitre. Mais tous ces corps sont tout au moins inutiles, car ils n'ont pas la propriété d'atteindre le miasme, ils ne font que masquer les mauvaises odeurs et inspirer une sécurité trompeuse. Nous en dirons autant du camphre, du musc, du sel ammoniac et des sachets aromatiques, ou contenant d'autres substances, qui font trop négliger les règles de l'hygiène.

La chimie a découvert un certain nombre de substances dont l'efficacité est beaucoup plus certaine. Elles n'arrêtent pas les épidémies dans leurs cours, mais elles en diminuent singulièrement la gravité. Parmi elles nous placerons les fumigations Guytoniennes, et les chlorures de potasse, de soude, de chaux, les vapeurs d'acide nitrique, de soufre, de vinaigre. Pour faire les *fumigations Guytoniennes* ou de chlore, on place dans une capsule deux parties d'oxyde de manganèse, dix de sel commun et dix d'acide sulfurique étendues de quatre parties d'eau. Il se dégage un gaz verdâtre, d'une odeur piquante, qui est le chlore; il faut avoir soin de ne pas le respirer pur, car il provoque la toux, et peut irriter la poitrine; une petite quantité de ce gaz suffit pour un grand local. La propriété qu'il a de détruire les matières végétales et animales le rend précieux en temps d'épidémie, puisqu'il empêche ces matières d'exercer sur la santé des citoyens une influence fâcheuse. Le chlorure de chaux à l'état solide remplace avantageusement le chlore; en le placant dans un vase à fond plat, il ne laisse dégager le gaz que d'une manière graduelle. Les chlorures liquides de soude (eau de javelle), de potasse, de chaux, sont utiles pour laver les vêtements, l'intérieur des maisons, et surtout les latrines, les escaliers et les linges qui ont servi aux malades; on s'en sert aussi pour désinfecter les matières végétales ou animales putréfiées, et on les empêche ainsi de nuire. Les fumigations d'acide nitrique, que l'on obtient en versant de l'acide sulfurique sur le nitrate de potasse (salpêtre) : le gaz acide sulfureux, qui se forme pendant la combustion du soufre, peuvent servir utilement pour désinfecter les effets qui ont appartenu à des personnes qui ont succombé à des maladies réputées contagieuses (galeux, pestiférés), pour assainir des amphithéâtres de dissection, des salles d'hôpitaux ou des bâtiments publics; mais il faut avoir soin d'en faire sortir les personnes qui s'y trouvent, car les vapeurs détermineraient des accidents du côté des poumons. Le charbon végétal ou animal ayant la propriété d'absorber les gaz fétides, peut être employé à la désinfection des eaux gâtées, corrompues ou croupies, des viandes en putréfaction, etc.

Propreté; vêtements. La propreté du corps est un moyen puissant de conserver la santé. La peau est chargée d'exhaler au dehors les matériaux qui ne peuvent plus servir à la nutrition; dès-lors, si les fluides trouvent fermés les orifices par lesquels ils s'échappaient ordinairement, il en résultera une perturbation dans toutes les fonctions. En second lieu, les matières sécrétées, graisses, qui sont à la surface du corps, finissent par subir une décomposition; il y aura là un véritable foyer d'infection. On a observé en 1813, à Wilna, une grande mortalité parmi la population juive. Les bains tièdes et non pas chauds, les lotions avec une eau savonneuse, le renouvellement souvent répété des parties de l'habillement qui sont en contact avec la peau, l'aérification des autres, sont des préservatifs qu'il ne faut pas négliger. Les vêtements doivent être assez chauds pour que la chaleur du corps soit toujours égale ; on préviendra ainsi l'absorption du miasme, qui est plus active dès que le refroidissement s'opère. Les mêmes précautions devront être observées, surtout pendant le sommeil. La laine, le coton absorbent et conservent les miasmes ; on leur préférera les vêtements de toile si la saison le permet. Les vésicatoires, les cautères que certaines personnes établissent en temps d'épidémie n'ont aucun avantage ; ils sont très-nuisibles aux personnes faibles. Il faut aussi tenir le ventre libre.

Aliments. La nourriture sera la même pour la quantité et la qualité qu'avant l'apparition de l'épidémie ; tout changement à cet égard aurait de graves inconvénients. C'est donc à tort que l'on voit des hommes se priver de leurs aliments habituels et observer un régime ; car l'absorption qui se fait alors plus activement les dispose à contracter la maladie. D'autres, par un excès contraire, se gorgent d'aliments substantiels, de vin généreux pour se donner des forces; les indigestions ou la pléthore surviennent et la maladie les frappe. Ce sera seulement aux individus affaiblis par des maladies antécédentes, ou valétudinaires, aux vieillards, aux lymphatiques que l'on pourra conseiller, en observant certaine mesure, des aliments plus toniques, du vin coupé avec de l'eau, du vin de quinquina, quelques boissons amères. Les hommes pauvres, dont la nourriture est mauvaise et insuffisante, se trouveront bien d'un régime plus substantiel; c'est à la bienfaisance publique à les pourvoir; elle empêchera ainsi la mortalité de sévir avec fureur sur cette classe de la société. Les hommes habituellement intempérants, et qui vivent à une table trop recherchée, tombent bien souvent sous les coups des épidémies. La sobriété, qui est une loi absolue de l'hygiène est encore plus nécessaire dans ces temps désastreux. Le meilleur régime est celui qui permet aux fonctions digestives de s'accomplir régulièrement; tout ce qui tend à les exciter ou à les ralentir est nuisible.

Fonctions de l'intelligence. Le cerveau exerce une influence continuelle sur les différentes parties du corps. Mais cette influence se traduit par des désordres nombreux dans toutes les fonctions, lorsque les passions viennent agiter l'âme ; aussi est-ce surtout pendant le règne des affections épidémiques que le calme et la tranquillité d'esprit sont des biens nécessaires.

La crainte est de toutes les émotions de l'âme celle qui est la plus préjudiciable. Tout le monde connaît la vérité de cet adage : Qu'un homme qui a peur est à moitié malade. Au contraire, le courage, l'énergie, la piété filiale, l'accomplissement de tous les devoirs que nous imposent l'amitié, la bienfaisance, sont de sûrs préservatifs de l'épidémie ; la sérénité de l'esprit, le contentement éloignent ce fléau. Si l'on doutait de la modification heureuse que le courage imprime alors à toute l'économie, on en trouverait des preuves dans la conduite du médecin qui, tout en s'exposant continuellement au danger, résiste aux atteintes du mal, et lui échappe encore lorsqu'il s'inocule le pus d'un pestiféré. Les veilles prolongées, le travail de cabinet, les excès vénériens, en un mot, tout ce qui fait perdre au corps une grande quantité d'un fluide nerveux, épuisent la résistance qu'il opposerait à la maladie. Les plaisirs, les spectacles, les bals, les jeux nocturnes, doivent cesser entièrement pour celui qui tient à sa santé.

L'exercice musculaire modéré, l'équitation, la promenade, exercent une salutaire influence sur toutes les autres fonctions. Ils délassent l'esprit, facilitent la digestion, renouvellent l'air que l'on respire, et procurent une certaine moiteur, qui est favorable, lorsqu'on a soin de ne pas la laisser se supprimer. L'exercice porté jusqu'à la fatigue devient très-nuisible. On voit les soldats accablés de fatigue pendant de longs siéges, contracter plus promptement les maladies contagieuses que les habitants de la ville qu'ils défendent. Il faut tenir compte il est vrai de la mauvaise nourriture, de la malpropreté, de la tristesse qui s'empare d'une garnison réduite à la dernière extrémité.

De tout ce qui précède, il résulte manifestement que toute la prophylaxie des épidémies peut se résumer dans les propositions suivantes : A. Pureté et renouvellement de l'air ; B. plutôt sécheresse et froid de l'air, que les qualités inverses ; C. insolation ; D. séjour à la campagne et dans un lieu sec et élevé ; E. vêtements chauds, propreté, maintien de la transpiration habituelle ; liberté du ventre ; F. prendre la même nourriture qu'auparavant; se régler sur la manière dont s'accomplit la digestion; sobriété; nourriture plus substantielle pour les personnes affaiblies; G. sérénité de l'esprit, courage; H. exercice musculaire modéré.

FIN.

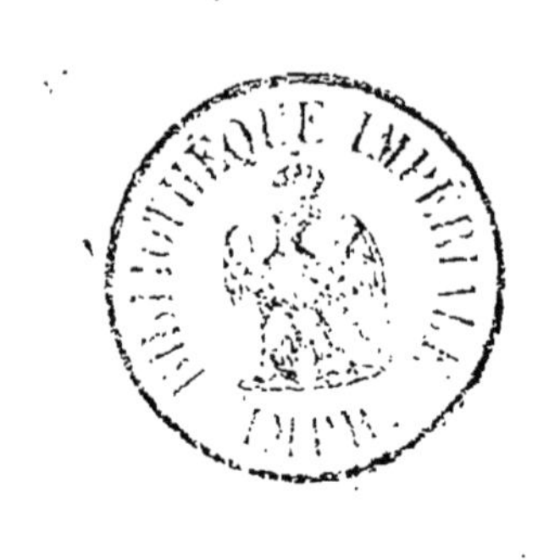

TABLE ALPHABÉTIQUE

DES MATIÈRES.

FIN DE LA TABLE.

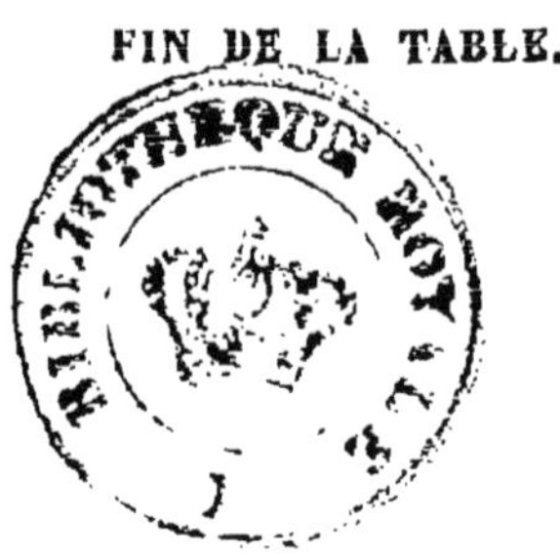

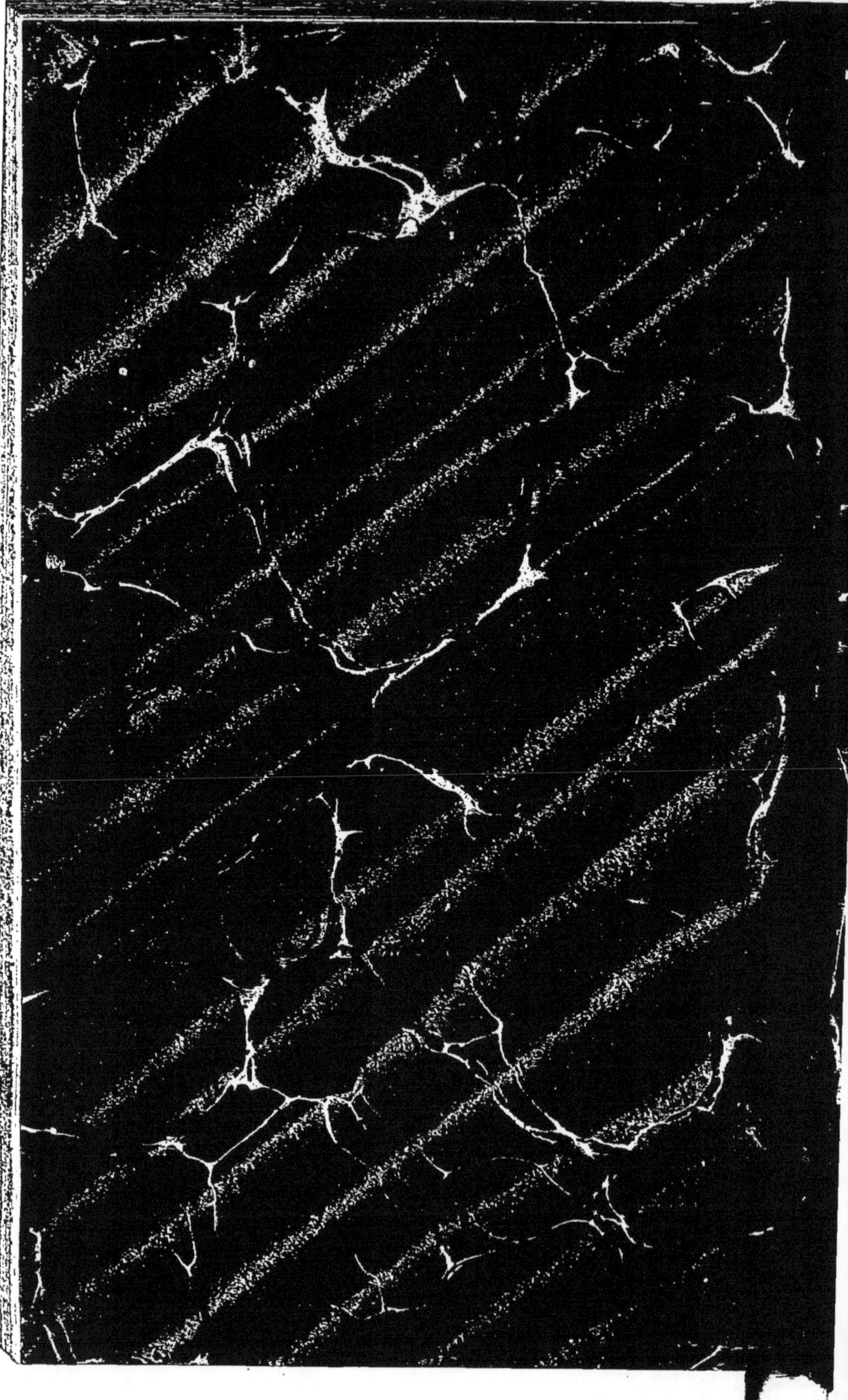

BIBLIOTHEQUE NATIONALE DE FRANCE
3 7531 01358650 9

www.ingramcontent.com/pod-product-compliance
Ingram Content Group UK Ltd.
Pitfield, Milton Keynes, MK11 3LW, UK
UKHW012213240726
13966UKWH00002B/735